AMÉLIORER SA MÉMOIRE

Le Livre sur la Mémoire pour Développer la Puissance Cérébrale

-

Alimentation et Habitudes Saines pour Renforcer la Mémoire, Se Souvenir Davantage et Oublier Moins

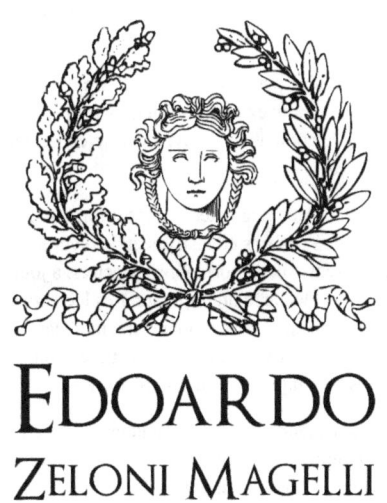

EDOARDO
ZELONI MAGELLI

AMÉLIORER SA MÉMOIRE

© Copyright 2020 Edoardo Zeloni Magelli - All right reserved.

ISBN: 978-1-80362-800-4 - Version originale: Miglioramento della Memoria : Il Libro sulla Memoria per Incrementare la Potenza del Cervello – Cibo e Sane Abitudini per il Cervello per Aumentare la Memoria, Ricordare di Più e Dimenticare Meno (Juin 2020)

L'Auteur : Psychologue, homme d'affaires et consultant. Edoardo Zeloni Magelli, né à Prato en 1984. En 2010, peu après avoir obtenu son diplôme en psychologie du travail et des organisations, il a lancé sa première startup. En tant qu'homme d'affaires, il est PDG de la société Zeloni Corporation, une entreprise de formation spécialisée dans les sciences mentales appliquées aux affaires. Sa société est un point de référence pour quiconque souhaite concrétiser une idée ou un projet. En tant que scientifique de l'esprit, il est le père de la Psychologie Primordiale et aide les gens à renforcer leur esprit dans le plus bref délai possible. Amateur de musique et de sport.

UPGRADE YOUR MIND → zelonimagelli.com

UPGRADE YOUR BUSINESS → zeloni.eu

Le contenu de ce livre ne peut être reproduit, dupliqué ou transmis sans autorisation écrite directe de l'auteur.

En aucun cas, aucune responsabilité ou sanction légale ne sera impute à l'auteur, pour tout dommage, réparation ou perte financière, résultant des informations contenues dans ce livre, que ce soit directement ou indirectement.

Avis légal : Ce livre est protégé par le droit d'auteur. Ce livre est destiné uniquement à un usage personnel. Vous ne pouvez pas modifier, distribuer, vendre, utiliser, citer ou paraphraser une partie ou le contenu de ce livre sans le consentement de l'auteur ou de l'éditeur.

Avis de non-responsabilité : Veuillez noter que les informations contenues dans ce document sont uniquement à des fins éducatives et de divertissement. Tous les efforts ont été déployés pour présenter des informations précises, à jour et fiables. Aucune garantie d'aucune sorte n'est déclarée ou implicite. Les lecteurs reconnaissent que l'auteur n'offre pas de conseils juridiques, financiers, médicaux ou professionnels. Le contenu de ce livre provient de diverses sources. Veuillez consulter un professionnel agréé avant d'essayer les techniques décrites dans ce livre.

En lisant ce document, le lecteur accepte que l'auteur ne soit en aucun cas responsable des pertes, directes ou indirectes, encourues en raison de l'utilisation des informations contenues dans ce document, y compris, mais sans s'y limiter, les erreurs, omissions ou inexactitudes.

TABLE DES MATIERES

Introduction..9

1. Comment fonctionne la mémoire......................................13

   Biologie..14

      Les modèles de mémoire..16

      Mémoire sensorielle..18

      Mémoire à court terme...19

      Mémoire à long terme...24

      Ondes cérébrales..30

   La science de l'apprentissage..35

2. Alimentation et choix de mode de vie.............................39

   Aliments pour le cerveau...39

   Mode de vie..58

      Planifier les activités..60

      Planifier l'entraînement physique.................................62

      Le sommeil..63

      Surveiller le stress...65

      Pratiquer des activités de renforcement de la mémoire...........65

Surveiller ses relations...66

3. Intérêt et mémoire...69

Observation...70

La mise au point...72

Imagination...76

Le processus de mémorisation par répétition brute.................79

La Méthode Ridicule pour mémoriser des listes.................83

Élargir les frontières...88

Créer des liaisons...89

Astuces et conseils...91

4. Nombres et Mnémoniques...95

Le Code Mnémonique...96

L'Alphabet Numérique...98

Mémorisation...105

Association...107

Conseils...108

5. Les Mots-Clés Déclencheurs...111

L'Essence du Discours...111

Mémoriser un discours...113

L'inspiration créative...116

Mise en pratique de la méthode...119

6. Planification des Activités............123

Le problème de la productivité............124

Multitâche............125

La décharge de dopamine............127

Ton cerveau et le multitâche............131

Comment travailler efficacement............136

La division du travail............137

Créer une routine............142

7. Cartographie Mentale............151

Images visuelles............151

Qu'est-ce qu'une carte mentale ?............153

Pourquoi les cartes mentales fonctionnent-elles ?............159

Inconvénients............162

Faciliter la mémorisation............165

Conseils et astuces............169

8. Exploiter l'Esprit Subconscient............175

Esprit et Cerveau............176

L'Esprit Conscient............178

L'Esprit Subconscient............181

Esprit Inconscient............188

Entraîner le Subconscient............197

Méditation..197

Visualisation...202

Affirmations...207

Une meilleure mémoire, un meilleur toi..211

Riferimenti bibliografici...225

"Tout réside dans l'art de se maîtriser."

MARCUS TULLIUS CICÉRON

Introduction

Notre mémoire est l'une de ces choses que nous pensons toujours devoir améliorer, mais en réalité, nous ne faisons rien pour y remédier. C'est assez tragique, selon moi, car l'amélioration de la mémoire est quelque chose de facile à réaliser et ne nécessite ni compétences particulières ni superpouvoirs. Pourtant, c'est l'une de ces capacités qui, une fois maîtrisée, ressemble à un véritable superpouvoir.

À quoi êtes-vous prêt à renoncer pour obtenir une excellente mémoire ? Nous connaissons tous l'adage : « Pour obtenir quelque chose, il faut sacrifier quelque chose ». En général, cela évoque des images de grands sacrifices et d'un mode de vie monacal. Eh bien, dans ce cas, tout ce que vous devez abandonner, c'est le prix de ce livre et de ses prédécesseurs dans cette série : *Mémoire Photographique* et *Entraînement de la Mémoire*.

Bien sûr, il faudra y consacrer un peu de temps. Cependant, la bonne nouvelle, c'est qu'il n'est pas nécessaire de vous enfermer dans une pièce pour pratiquer spécifiquement les techniques de ce livre. Vous pouvez le faire si vous le souhaitez, mais ce n'est pas indispensable. Toutes ces techniques peuvent être intégrées à votre quotidien.

Le meilleur dans tout cela, comme vous le découvrirez, c'est qu'une mémoire améliorée profitera à votre capacité d'acquérir une multitude de compétences et constituera même un excellent sujet de conversation en groupe. Des compétences comme la mémorisation de discours entiers, des faits historiques, l'apprentissage de langues étrangères, la résolution de problèmes du quotidien, et bien plus encore. Enfin, et ce n'est pas le moindre des avantages, je vous montrerai également comment une mémoire renforcée peut améliorer vos revenus, en mettant plus d'argent dans votre poche.

Que pouvez-vous attendre des pages suivantes ? Pouvez-vous vous transformer en un véritable géant de la mémoire ? Cela dépend entièrement de vous.

Les techniques nécessitent du travail, et de nombreuses personnes se sabotent en en faisant trop ou pas assez. Prenez votre temps et laissez à votre cerveau l'opportunité de s'adapter et de récupérer le temps perdu. Vous découvrirez que le dicton « Qui va lentement va sainement et va loin » est particulièrement pertinent lorsqu'il s'agit d'entraîner votre mémoire.

Rappelez-vous qu'avoir une excellente mémoire est une compétence. Comme toute autre compétence, elle doit être exercée et pratiquée.

Imaginez votre mémoire comme un muscle qui a besoin d'être entraîné. Si vous l'exercez trop, il s'épuise et vous risquez de vous blesser. Si vous ne l'exercez pas, il perd en tonus.

Accordez-vous un repos adéquat et détendez-vous. Vous n'avez pas besoin d'apprendre tout cela en une seule nuit. Si vous avez déjà pratiqué des techniques d'amélioration de la mémoire, alors certaines idées de ce livre vous seront familières. Cependant, j'aborderai également un certain nombre de techniques plus avancées.

Au fil des pages, vous apprendrez aussi comment adapter ces techniques à des situations spécifiques, que ce soit pour mémoriser des chiffres ou pour apprendre une nouvelle langue.

Mais avant tout, il est essentiel de comprendre la physiologie de votre cerveau. Alors, sans plus tarder, commençons par cela.

1. Comment fonctionne la mémoire

On nous a toujours fait croire que nos souvenirs sont comme des fichiers archivés dans un classeur qu'est notre cerveau. Une autre description plus moderne compare le cerveau à un superordinateur, avec chaque souvenir stocké sous forme de fichier électronique.

Cependant, à la lumière des découvertes récentes, la vérité est que nos cerveaux et nos souvenirs sont encore plus complexes et difficiles à comprendre à travers de telles métaphores.

Comprendre les différents types de mémoire et la manière dont notre cerveau décide de stocker une information est essentiel pour développer ses propres capacités mnésiques.

Biologie

D'un point de vue biologique simple, nos souvenirs ne sont rien d'autre qu'un groupe de neurones s'activant ensemble dans notre cerveau pour recréer un événement passé. Ainsi, lorsque nous nous rappelons un événement, notre cerveau ne récupère pas simplement un ancien fichier enfoui dans ses profondeurs, mais il recrée plutôt l'ensemble de l'événement en activant les neurones impliqués (Ifc.unam.mx, 2019).

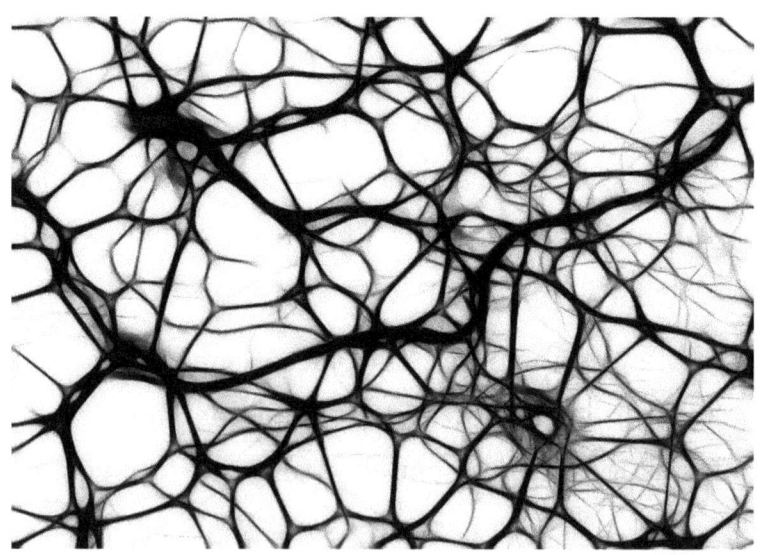

Comment le cerveau se souvient-il des neurones qui se sont activés à ce moment-là ? Eh bien, cela n'est pas entièrement connu ni compris. Ce que l'on sait, en revanche, c'est que les processus de mémoire et d'apprentissage sont liés. Alors que l'apprentissage implique l'activation de nouveaux ensembles de neurones et la construction de nouveaux chemins neuronaux, la mémoire, elle, repose sur l'activation de ceux qui existent déjà.

Le processus de création de nouveaux chemins neuronaux nécessite forcément l'activation des anciens. Par conséquent, il est impossible d'apprendre sans une certaine forme de mémorisation. Nous comprenons cela instinctivement. Prenons l'exemple de l'apprentissage d'une langue étrangère : pour progresser et assimiler des structures grammaticales complexes, il est d'abord indispensable de mémoriser les lettres de l'alphabet et les nombres.

Le lobe temporal de notre cerveau est une zone essentielle en ce qui concerne nos souvenirs (Ifc.unam.mx, 2019). Des dommages à cette région compromettent notre capacité à apprendre et à nous souvenir des choses. Le décalage horaire et le stress font partie des facteurs liés au mode de vie qui, s'ils ne sont pas maîtrisés sur une longue période, peuvent endommager le lobe temporal.

Tous nos souvenirs ne sont pas identiques. Autrement dit, nous conservons en nous différents types de souvenirs. La mémoire à long terme est ce que nous appelons généralement « mémoire » dans le langage courant.

Les modèles de mémoire

Deux modèles bien connus tentent d'expliquer comment les images et les informations sont stockées en nous. L'un d'eux repose sur une structure très rigide : il s'agit du modèle d'Atkinson-Shiffrin, du nom des scientifiques qui l'ont proposé (Human-memory.net, 2019). Selon ce modèle, la mémoire fonctionne en trois étapes : mémoire sensorielle, mémoire à court terme et mémoire à long terme.

En d'autres termes, toutes les informations commencent sous forme de mémoire sensorielle, puis passent à la mémoire à court terme avant d'être intégrées dans la mémoire à long terme. Ce modèle divise encore la mémoire à long terme en différentes catégories. La mémoire à long terme se scinde en mémoire explicite ou consciente et en mémoire implicite ou inconsciente. La mémoire consciente est ensuite divisée en deux niveaux, selon que l'on cherche à se souvenir de tâches ou de faits.

Il n'est pas nécessaire, pour nos objectifs, de nous plonger dans les détails de ce modèle pour le comprendre. Ce qui importe, c'est de montrer à quel point nos souvenirs sont profonds et, en réalité, à quel point nous les comprenons peu. Un simple coup d'œil à ce modèle révèle qu'il ne prend pas en compte la manière dont les souvenirs subconscients se forment ni comment ils influencent nos souvenirs et nos décisions conscientes.

Le deuxième modèle tente de répondre à cette problématique en éliminant toute rigidité et en expliquant simplement l'apprentissage et le développement de la mémoire comme un flux allant de la mémoire consciente à la mémoire profonde (Human-memory.net, 2019). Ce modèle est connu sous le nom de modèle des niveaux de traitement et a été proposé par les scientifiques Fergus Craik et Robert Lockhart. Cependant, ses limites sont évidentes, notamment en raison de son incapacité à expliquer la différence entre la mémoire à court terme et la mémoire à long terme.

Quoi qu'il en soit, nous pouvons conclure qu'il existe trois types de mémoire : sensorielle, à court terme et à long terme. Examinons-les donc une par une.

Mémoire sensorielle

Cette forme de mémoire concerne la rétention des informations reçues par nos entrées sensorielles. Nos impressions sensorielles peuvent être soit ignorées, soit reconnues. Lorsque nous les reconnaissons, les informations sont transférées vers la mémoire sensorielle. La décision d'ignorer ou de reconnaître ces impressions est la seule partie consciente de ce processus ; le reste fonctionne automatiquement.

C'est ainsi que nous pouvons percevoir certaines choses sans avoir besoin de les toucher. Par exemple, si vous voyez une tasse de café fumante, il n'est pas nécessaire de la toucher pour savoir qu'elle est chaude.

Ce type de mémoire ne peut être amélioré par des techniques telles que les exercices répétitifs ou la mémorisation consciente, comme l'apprentissage d'un texte par cœur. En réalité, la mémoire sensorielle ne dure que moins d'une seconde avant d'être soit éliminée, soit transférée vers la mémoire à court terme.

Sa durée est si brève qu'elle est souvent confondue avec le processus de perception lui-même.

Mémoire à court terme

La mémoire à court terme est souvent utilisée de manière interchangeable avec le terme mémoire de travail. Ce type de mémoire nous aide à accomplir des tâches. Par exemple, il nous permet de nous rappeler des parties précédentes d'une phrase ou d'une conversation afin de poursuivre ou d'achever une action.

Comme son nom l'indique, la mémoire à court terme ne dure pas longtemps, et les informations qu'elle contient sont généralement perdues à jamais, sauf si un effort est fait pour les retenir.

Lorsqu'un effort conscient, comme la répétition ou d'autres techniques, est appliqué à la mémorisation des informations, celles-ci sont instantanément transférées dans la mémoire à long terme. Il existe un débat sur la question de savoir si une certaine forme de modification ou de filtrage intervient dans ce processus, en particulier lorsque des émotions profondes sont impliquées. Cependant, de manière générale, le transfert se produit rapidement et sans délai significatif.

La mémoire de travail peut contenir entre cinq et neuf éléments à la fois, selon diverses études menées (Human-memory.net, 2019). Cela peut sembler peu, mais la plupart des informations que nous stockons sont souvent fragmentées.

Le chunking (ou méthode des blocs) désigne un processus de mémorisation dans lequel plusieurs informations similaires sont regroupées afin de faciliter leur stockage en associant des caractéristiques et des qualités à un seul mot.

Par exemple, le mot voiture est stocké dans notre cerveau de manière à rappeler toutes ses caractéristiques. De la même façon, le mot conduire est enregistré comme un concept global contenant tout ce que nous devons faire lorsque nous sommes au volant. Lorsque nous apprenons à conduire, notre cerveau ne possède pas encore de réseaux neuronaux spécifiquement dédiés à cet ensemble d'informations et traite donc chaque tâche de manière individuelle. Ainsi, le processus d'apprentissage consiste en réalité à enseigner à notre cerveau à créer des structures plus efficaces dans lesquelles organiser et classer ces informations.

La partie exécutive centrale du cortex préfrontal est essentielle au bon fonctionnement de la mémoire à court terme. Des études ont démontré qu'une lésion dans cette région du cortex préfrontal entraîne une perte de mémoire à court terme (Human-memory.net, 2019).

D'un point de vue évolutif, la mémoire à court terme a joué un rôle crucial dans la propagation de notre espèce. Notre capacité à focaliser notre attention sur les éléments les plus importants, à définir les priorités et à mettre de côté ou conserver certaines informations pour plus tard nous confère un avantage énorme par rapport aux autres espèces. Ainsi, nous ne nous contentons pas de mémoriser plus longtemps, mais nous avons également la faculté de choisir nos pensées.

Même si cela peut sembler impossible pour ceux qui ont un esprit hyperactif, avec un entraînement adéquat, tout devient possible.

Les méthodes permettant d'améliorer la mémoire à court terme incluent le chunking (regroupement d'informations) et la répétition.

La répétition consiste simplement à ancrer une information dans notre esprit en la répétant encore et encore. Cette technique est particulièrement efficace, car la mémoire à court terme a naturellement tendance à s'effacer avec le temps afin de libérer de l'espace pour des informations plus urgentes.

Ainsi, en répétant une information à soi-même, celle-ci est transférée dans la mémoire à long terme, libérant ainsi de l'espace dans la mémoire de travail. Le chunking, comme expliqué précédemment, consiste simplement à regrouper des concepts similaires afin d'absorber plus facilement l'information. Ce procédé s'applique également à la fragmentation d'informations qui, à première vue, peuvent sembler trop complexes. Par exemple, un long numéro peut être divisé en blocs plus petits, ce qui permet de le mémoriser sous forme de segments distincts.

Les recherches montrent que la mémoire à court terme peut être rendue plus efficace et que les informations sont mieux conservées dans la mémoire à long terme lorsqu'elles sont associées à des sons de manière phonétique.

La méthode de l'association, qui est une technique de mémorisation bien connue et expliquée dans le premier livre de cette série, contribue également à renforcer la mémoire à court terme.

Il est cependant important de souligner qu'améliorer la mémoire à court terme ne signifie pas que l'on peut y stocker plus d'informations. Cela signifie simplement que les informations sont transférées plus rapidement vers la mémoire à long terme, libérant ainsi l'espace disponible dans la mémoire de travail.

Mémoire à long terme

La mémoire à long terme est ce à quoi nous pensons généralement lorsque nous parlons de mémoire. Pourtant, en réalité, c'est le type de mémoire le moins bien compris. Les recherches ont montré que la mémoire à long terme n'est rien d'autre qu'un ensemble de réseaux neuronaux et que la formation d'un nouveau souvenir consiste simplement à connecter des neurones existants via des liaisons appelées synapses. Plus ces synapses sont fortes et denses, plus nous nous souvenons facilement d'une information.

Toutefois, les synapses ne se déconnectent pas systématiquement et ne disparaissent pas toujours. Dans certains cas, en particulier lorsqu'il s'agit d'expériences extrêmement traumatisantes, les synapses peuvent se rompre et la mémoire associée être définitivement perdue. Cependant, dans la plupart des cas, cela ne se produit pas. Cette observation a conduit de nombreux chercheurs à se demander si nous oublions réellement quelque chose (Human-memory.net, 2019).

Alors, comment expliquer le fait que nous ne nous souvenions pas de nos premières années d'enfance ? En réalité, les souvenirs anciens sont souvent enfouis sous une quantité massive de réseaux neuronaux plus récents et plus actifs. Ainsi, les anciens souvenirs sont progressivement superposés. Parfois, un déclencheur peut provoquer le retour d'un souvenir enfoui. Lorsque cela se produit, nous avons une sensation de rupture momentanée, car notre cerveau s'ajuste littéralement, ce qui entraîne une brève impression de déconnexion.

En parlant de déclencheurs, alors que la mémoire sensorielle et la mémoire à court terme utilisent les sens pour se souvenir et interpréter les choses, la mémoire à long terme repose principalement sur le sens et l'association. Cela signifie que les informations les plus importantes – souvent définies par nos émotions – ont la priorité en matière de mémorisation et sont moins sujettes à être recouvertes par d'autres souvenirs.

Ceci n'est qu'une manière élégante de dire que les émotions jouent un rôle crucial dans le processus de mémorisation. Associer des émotions positives à de nouvelles informations est extrêmement bénéfique pour la rétention des souvenirs.

La mémoire à long terme est elle-même divisée en mémoire consciente et inconsciente ou subconsciente), et nous ne comprenons pas encore précisément son fonctionnement au niveau biologique.

D'un point de vue psychologique, nous savons que notre esprit subconscient est rempli d'éléments qui ont été transférés depuis notre esprit conscient. Ces habitudes sont anciennes, profondément ancrées, et nous les exécutons automatiquement, sans y réfléchir, comme le fait de nouer ses lacets.

Cependant, quelle est la charge émotionnelle associée à cette action ? Même si nous avons pu ressentir une certaine satisfaction la première fois que nous avons réussi à attacher nos chaussures étant enfants, cette émotion est-elle vraiment plus marquante, par exemple, que celle de recevoir de l'affection de la part d'une personne chère ?

Pourquoi ce souvenir est-il alors stocké dans notre subconscient et jamais effacé, tandis que de nombreux autres souvenirs similaires ne suivent pas le même processus ? La vérité, c'est que nous n'en savons rien.

Les scientifiques pensent que notre cerveau pourrait accorder une priorité plus élevée aux informations reçues au cours des cinq premières années de notre vie, voire pendant les toutes premières années, par rapport aux informations assimilées à un âge plus avancé. Toutefois, il n'existe aucune preuve scientifique permettant de confirmer cette hypothèse (Human-memory.net, 2019).

Par expérience, nous savons que les enfants sont de véritables machines d'apprentissage : ils absorbent sans réserve tout ce qui les entoure. À l'inverse, les personnes âgées ont tendance à devenir plus rigides et irritables lorsque leurs croyances sont remises en question. En toute honnêteté, cela est vrai pour tous les adultes, mais la capacité à remettre en cause ses propres convictions diminue avec l'âge.

D'un point de vue biologique, le cortex préfrontal et l'hippocampe jouent un rôle essentiel dans la formation et la récupération des souvenirs à long terme. Comme nous l'avons vu avec la mémoire à court terme, l'un des moyens les plus efficaces pour transférer une information dans la mémoire à long terme consiste à l'associer à des stimuli sensoriels pertinents, comme l'utilisation de rimes ou d'autres techniques mnémoniques. Ensuite, pour en renforcer l'ancrage, il suffit d'y associer des émotions fortes et positives.

Les émotions négatives peuvent-elles également aider ? La réponse est oui. En réalité, notre cerveau est bien plus réceptif aux émotions négatives qu'aux émotions positives, en raison de notre évolution. Cependant, d'un point de vue psychologique, il est évident que les émotions positives nous sont bien plus bénéfiques que les émotions négatives.

Les émotions positives influencent également notre image de soi. Là encore, nous ne savons pas précisément comment ces systèmes de croyances sont stockés dans notre cerveau, mais nous savons comment les modifier. Changer sa perception de soi en transformant ses croyances est un processus fondamental.

J'utilise d'ailleurs certaines méthodes avec mes clients pour renforcer leur esprit en un minimum de temps, en remplaçant leurs croyances limitantes par des croyances renforçantes. Mais ce sujet mérite un ouvrage à part entière. C'est pourquoi je ne l'aborderai pas davantage ici.

Ondes cérébrales

La communication entre les réseaux neuronaux via les synapses se fait par des signaux électriques. Ces échanges électriques produisent des ondes électromagnétiques à l'intérieur du cerveau, et en fonction de leur fréquence, il est possible de déterminer l'état dans lequel se trouve le cerveau.

Avant de poursuivre, je dois te prévenir qu'il existe un grand nombre de sources qui attribuent des propriétés quasi magiques aux ondes cérébrales et à leur prétendue capacité à transformer ta vie. Certaines affirmations prétendent qu'il est possible d'augmenter son QI, d'améliorer sa concentration et bien plus encore, simplement en écoutant des sons ayant la même fréquence que les ondes cérébrales associées à l'effet souhaité.

D'un point de vue scientifique, rien de tout cela n'a été prouvé (Novella, 2017). Il reste encore beaucoup d'études à mener pour savoir si le cerveau fonctionne comme un diapason qui se mettrait à vibrer lorsqu'il entend un son correspondant et qui, par un effet presque magique, favoriserait l'attention. Dans la plupart des cas, lorsque ces solutions semblent fonctionner, il s'agit simplement de l'effet placebo.

Cela signifie-t-il pour autant que la musique n'a aucun impact sur notre état de conscience ? Bien sûr que non. Pense simplement à ta musique relaxante préférée. Tout stimulus extérieur peut modifier ton état de conscience, même une simple parole d'un ami.

Les informations présentées ici ont pour unique but d'apporter une meilleure compréhension du sujet et ne doivent pas être considérées comme une méthode permettant d'améliorer l'attention ou la mémoire. Ces techniques viendront plus tard.

En résumé, les différents types d'ondes cérébrales sont les suivants :

- **Infrarouges** : Vibrant à une fréquence inférieure à 0,5 Hz, ces ondes sont encore mal comprises. Leur faible fréquence les rend particulièrement difficiles à détecter et à mesurer.

- **Delta** : Les ondes delta oscillent entre 0,5 et 4 Hz. Elles sont principalement produites lors du sommeil profond et sont associées aux processus de régénération et de guérison, le corps se réparant naturellement durant cette phase de repos.

- **Thêta** : Oscillant entre 4 et 8 Hz, les ondes thêta sont souvent appelées les ondes du rêve. Elles correspondent à un état de relaxation profonde et sont détectées lorsque l'esprit est en train de rêver ou se trouve dans un état subconscient, à mi-chemin entre la conscience et l'inconscience.

- **Alpha** : Ces ondes sont produites lorsque nous sommes pleinement présents et concentrés sur une activité, sans distractions extérieures. Elles correspondent à un état de calme et de concentration sereine. Leur fréquence varie entre 8 et 12 Hz. Dans cet état mental, nous sommes plus aptes à stocker et à rappeler des informations.

- **Bêta** : Les ondes bêta sont les plus courantes et dominent nos activités quotidiennes. Par exemple, en lisant ce livre, ton cerveau fonctionne en mode bêta. Elles sont associées à un état de conscience active et oscillent entre 12 et 35 Hz.

- **Gamma** : Ce sont les ondes de la haute performance. Elles sont souvent mises en avant par de nombreux charlatans. Oscillant entre 35 et 42 Hz (les recherches restent contradictoires à ce sujet), les ondes gamma demeurent en partie un mystère. Techniquement, elles se situent à la limite du spectre du fonctionnement neuronal, mais elles sont observées chez des individus en état de concentration extrême, par exemple lors d'une performance sportive intense ou d'une tâche exigeant une attention absolue. Elles sont également associées à des états d'excitation intense, comme le fait d'être amoureux. Des études ont détecté ces ondes chez des personnes ayant atteint un haut niveau de pratique méditative, ce qui leur a valu le surnom d'ondes de l'illumination spirituelle. Cela pourrait être vrai, mais attention aux escrocs et aux gourous qui exploitent les faiblesses des gens en vendant des promesses illusoires.

Les neuroscientifiques débattent encore activement des ondes cérébrales, en particulier des ondes gamma. Il est donc important de rester vigilant face aux tons isochrones, battements binauraux et autres techniques similaires, car leur efficacité repose probablement en grande partie sur l'effet placebo. Les preuves scientifiques solides à leur sujet sont limitées.

Cela dit, ils ne présentent aucun danger lorsqu'ils sont utilisés avec modération. Comme une bonne musique relaxante, ils peuvent parfois procurer une sensation de bien-être. Cependant, il ne faut pas les considérer comme des raccourcis capables d'activer le cerveau d'une manière ou d'une autre.

La science de l'apprentissage

Ce livre traite de l'amélioration de la mémoire, et parler d'apprentissage pourrait sembler hors sujet. Pourtant, comme nous l'avons déjà vu, les deux processus partagent de nombreuses similitudes. Comprendre comment apprendre efficacement t'aidera à renforcer l'empreinte de tes souvenirs, car tu devras assimiler de nouvelles techniques.

L'expérience est le meilleur moyen d'apprendre, et un simple regard sur nos propres vies suffit à le prouver. Créer une histoire autour d'un nouvel apprentissage est une méthode particulièrement efficace. Par exemple, pour assimiler plus facilement les techniques d'amélioration de la mémoire, il peut être utile de les aborder comme une enquête à mener.

Cela peut sembler enfantin, mais c'est peut-être une bonne chose, car les enfants en savent bien plus sur l'apprentissage que les adultes. Ils semblent également avoir une imagination plus active. Associer une liste de mots à une comptine ou relier de nouvelles informations à des connaissances déjà acquises sont des techniques qui permettent d'organiser de nouvelles données sous forme de narration.

L'émotion est un excellent moteur pour assimiler de nouvelles informations et ouvre notre esprit à de nouvelles expériences. Lorsque nous nous trouvons dans un état émotionnel intense, nos anciens réseaux neuronaux deviennent plus malléables et prêts à être réécrits. C'est ainsi que les habitudes indésirables, qui ne sont que des schémas neuronaux établis, peuvent être remplacées. Cette technique, qui consiste à associer des émotions négatives aux anciennes habitudes et des émotions positives aux nouvelles, est utilisée dans le cadre du sevrage et de la réhabilitation des addictions aux drogues et à l'alcool (American Addiction Centers, 2019).

Le focus et l'intentionnalité orientent notre apprentissage vers un objectif précis. Le focus nous aide à maintenir notre attention, tandis que l'intentionnalité représente notre raison d'apprendre : pourquoi voulons-nous assimiler cette information ?

Le dernier élément essentiel est la répétition. Répéter une action à plusieurs reprises permet de renforcer les connexions neuronales et de créer de nouvelles voies dans le cerveau.

Ainsi, grâce à ces quatre outils – le focus, l'intentionnalité, l'émotion et la répétition –, il est possible d'assimiler efficacement de nouvelles informations. Il n'existe aucun raccourci : il faut s'impliquer activement et suivre ce processus.

Maintenant que nous avons exploré la biologie du cerveau et le processus d'apprentissage, voyons comment améliorer nos capacités de mémorisation et renforcer notre cerveau à travers notre mode de vie.

2. Alimentation et choix de mode de vie

La première étape pour améliorer votre mémoire consiste à ramener votre cerveau dans un état aussi sain que possible. Bien qu'il soit peu pratique de lui attribuer un ensemble d'haltères et de l'obliger à les soulever, votre cerveau, heureusement, n'a pas besoin de ce type d'exercice.

Ce dont il a besoin, en revanche, c'est que vous adoptiez un mode de vie aussi sain que possible. Dans ce chapitre, nous analyserons certains des facteurs qui constituent un mode de vie équilibré.

Aliments pour le cerveau

Le cerveau est le centre de commande de notre

corps, veillant à ce que tout fonctionne de manière fluide et ordonnée. Autrement dit, il accomplit un travail considérable. L'alimentation que vous choisissez est le carburant qui alimente à la fois votre corps et votre cerveau – et c'est loin d'être anodin. Aujourd'hui, il y a un véritable débat sur ce qu'est une alimentation saine, et la présence omniprésente d'aliments transformés chimiquement ne fait qu'ajouter à la confusion.

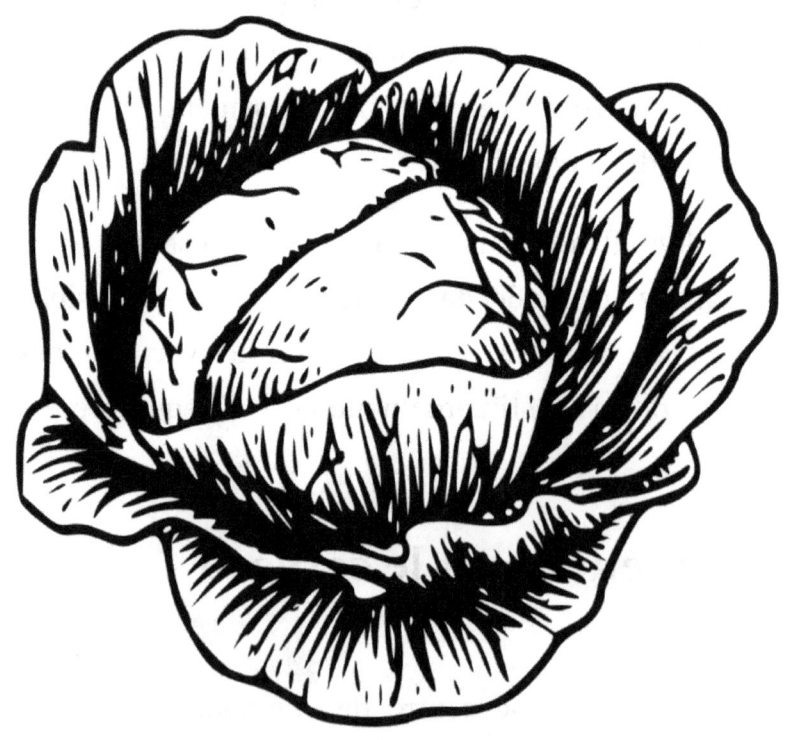

La réponse concise est qu'une alimentation équilibrée et biologique est la meilleure forme de nutrition. Certains aliments ne sont pas au goût de tout le monde ; par exemple, les végans évitent les produits d'origine animale. Même si ce n'est pas idéal d'un point de vue nutritionnel, ce n'est pas non plus un handicap majeur. Tant que vous consommez les bonnes quantités de protéines, de lipides et de glucides, ainsi que les vitamines et minéraux essentiels, vous serez en bonne santé, et votre cerveau le sera aussi.

Les graisses ont tendance à être un peu diabolisées, beaucoup de gens pensent qu'elles font grossir. Or, la réalité est que les lipides sont un macronutriment essentiel. Ce qui vous fait prendre du poids, c'est le sucre, et non la graisse (Kubala, 2019). Le sucre est présent dans presque tous les aliments transformés sous forme de sirop de maïs et d'autres additifs chimiques. C'est donc cet ingrédient que vous devriez éviter autant que possible.

Accordez-vous de la malbouffe si vous en avez envie, mais avec modération. J'irais même jusqu'à dire que le même principe s'applique à une alimentation saine : notre esprit a parfois besoin de nourriture réconfortante pour rester en équilibre. Ainsi, vous pouvez vous autoriser quelques plaisirs moins sains de temps en temps pour apaiser votre cerveau. Il suffit de ne pas en abuser.

Il existe certains aliments qui aideront votre cerveau à fonctionner de manière optimale. Avant d'examiner cette liste, il est important de comprendre que votre cerveau subira naturellement un processus de dégradation avec l'âge. Aucun aliment ni médicament ne peut inverser ce phénomène. Votre objectif devrait être de maintenir une excellente santé et de devenir la meilleure version de vous-même.

Poisson

Le poisson gras, et plus précisément les acides gras oméga-3, est l'un des meilleurs aliments pour le cerveau. Des poissons comme les sardines, les truites et les saumons sont particulièrement riches en oméga-3. Votre cerveau est principalement composé d'eau, mais le reste est constitué en grande partie de lipides. Les graisses présentes dans le cerveau sont en grande partie des oméga-3, qui sont essentiels à la construction des synapses et des réseaux neuronaux (Jennings, 2017).

Des études ont montré que les personnes qui consomment régulièrement du poisson gras ont un risque réduit de développer la maladie d'Alzheimer et bénéficient également de nombreux autres bienfaits liés aux acides gras oméga-3. Ceux-ci incluent une peau d'apparence plus jeune, des cheveux plus soyeux, et bien d'autres avantages.

Une carence en oméga-3 a été associée à des difficultés d'apprentissage ainsi qu'à des troubles mentaux tels que la dépression et l'anxiété (Jennings, 2017).

Cafè

Si une consommation excessive de caféine peut être néfaste pour la santé, un expresso après le déjeuner est au contraire bénéfique. Il peut aider à réduire l'absorption du sucre. De plus, la caféine augmente le niveau de vigilance, comme en témoignera toute personne ayant déjà eu du mal à rester éveillée tard dans la nuit. Elle agit en bloquant l'adénosine, une substance chimique produite par le cerveau qui favorise l'endormissement (Jennings, 2017).

Cependant, il est déconseillé de boire du café dès le réveil, car c'est l'un des pires moments pour en consommer. En effet, c'est à ce moment-là que l'organisme libère naturellement le plus de cortisol. Il n'est pas recommandé d'ingérer de la caféine lorsque la concentration de cortisol dans le sang est au maximum. La production de cortisol est fortement liée au niveau d'attention, et il se trouve que ce taux atteint son pic entre 8 h et 9 h du matin en moyenne sur un cycle de 24 heures (Debono et al., 2009). Il est donc préférable de boire son café lorsque le niveau de cortisol a commencé à diminuer.

Le café contient également une série d'antioxydants qui contribuent à maintenir la santé globale des cellules en neutralisant les radicaux libres présents dans l'organisme. Une étude a montré que les personnes qui consomment régulièrement de la caféine ont un risque réduit de développer la maladie d'Alzheimer, ce qui pourrait être attribué aux antioxydants qu'il contient (Jennings, 2017).

Cependant, il est préférable de s'habituer à boire du café sans sucre. Si vous ne supportez pas son amertume, essayez d'y ajouter un peu de miel d'acacia. Il est également recommandé de ne pas dépasser une tasse de café par jour. La quantité idéale est celle d'un espresso : 30 ml, préparé à partir de 7 grammes de café moulu et pressé.

Fruits rouges

Les myrtilles, les fraises et les framboises sont riches en antioxydants, qui aident à éliminer les toxines du corps, à réduire l'inflammation et à limiter les dommages oxydatifs au niveau cellulaire (Jennings, 2017). De nombreuses maladies neurologiques ont été associées à la présence de radicaux libres et à des processus inflammatoires, ce qui fait des fruits rouges un excellent aliment pour le cerveau.

Certaines études ont également montré que la consommation régulière de baies peut améliorer la mémoire à court terme (Jennings, 2017). Cela ne signifie pas que vous devez en consommer des quantités excessives chaque jour, mais il est recommandé d'en intégrer à votre alimentation de manière régulière.

Curcuma

Cette épice est utilisée depuis l'Antiquité pour de nombreuses applications, allant du soin de la peau à la protection solaire naturelle. Cependant, l'un de ses composants actifs, la curcumine, est une substance qui est rarement absorbée directement par le cerveau (Jennings, 2017).

En plus d'être un excellent antioxydant et anti-inflammatoire, la curcumine aide à renforcer la mémoire et contribue à soulager les troubles mentaux comme la dépression (Jennings, 2017).

Intégrez-la à votre alimentation en ajoutant des épices à base de curcuma à vos plats. Elle est souvent présente dans les mélanges de curry en poudre, mais vous pouvez aussi l'ajouter directement sous forme pure. Vous pouvez également l'incorporer dans votre thé, votre jus d'orange ou une infusion d'eau chaude avec du citron et du gingembre.

Cependant, le principal inconvénient de la curcumine est son faible taux d'absorption. En effet, une grande partie de la curcumine ingérée n'est pas assimilée par l'organisme et ne pénètre pas dans la circulation sanguine.

Brocolis

Les brocolis étaient largement consommés dans la Rome et la Grèce antiques, grâce aux Étrusques, une civilisation tournée vers l'agriculture. Par leurs échanges commerciaux à travers la Méditerranée, ils ont contribué à diffuser cet aliment précieux et ses vertus exceptionnelles.

Ces civilisations appréciaient particulièrement les

bienfaits des brocolis, un légume aux propriétés curatives remarquables.

Les brocolis sont riches en vitamine C et en minéraux essentiels tels que le calcium, le fer, le phosphore, le potassium et le zinc. Ils contiennent également les vitamines B1, B2 et constituent une excellente source de vitamine K. Ce micronutriment est essentiel à la production d'un type de lipide largement présent dans notre cerveau (Jennings, 2017).

Des études menées sur des personnes âgées ont montré que celles ayant un apport plus élevé en vitamine K ont une meilleure mémoire et une santé mentale globale améliorée (Jennings, 2017). En plus de ses propriétés anti-inflammatoires, cette vitamine possède un puissant effet antioxydant.

Mais les bienfaits des brocolis ne s'arrêtent pas là. Ils sont riches en fibres, très faibles en calories et contiennent également une quantité non négligeable de protéines. Ce sont de puissants antioxydants aux propriétés anti-anémiques, émollientes, diurétiques et dépuratives. Ils contribuent à protéger les os et les yeux, réduisant ainsi le risque de cataracte. De plus, ils aident à prévenir les maladies cardiovasculaires et les AVC. C'est véritablement un aliment exceptionnel.

Les brocolis contiennent des antioxydants très puissants : le sulforaphane et les isothiocyanates. Ces substances ne se contentent pas seulement de prévenir la croissance des cellules cancéreuses, mais elles empêchent également leur division cellulaire, entraînant ainsi l'apoptose (mort cellulaire). Elles jouent donc un rôle protecteur contre les cancers en limitant le développement des cellules tumorales.

Mais le sulforaphane possède aussi d'autres propriétés bénéfiques : il aide les cellules à se débarrasser des toxines et est particulièrement recommandé pour lutter contre les affections pulmonaires. Il contribue au nettoyage des poumons et aide à atténuer les inflammations des voies respiratoires.

Nous avons encore beaucoup à apprendre des civilisations anciennes.

Graines de courge

Le zinc, le magnésium et le cuivre sont des minéraux aux bienfaits exceptionnels pour le cerveau. La transmission des signaux nerveux et la mémoire sont directement soutenues par ces trois minéraux (Jennings, 2017). Il est essentiel de rappeler que le cerveau communique grâce à des impulsions électriques et que ces minéraux sont hautement conducteurs.

Les graines de courge contiennent tous ces minéraux en grande quantité et sont également riches en fer, un élément essentiel au bon fonctionnement et à la clarté mentale du cerveau. Bien que les bienfaits soient liés aux minéraux eux-mêmes, les graines de courge en sont une source exceptionnelle, ce qui en fait un aliment essentiel pour un cerveau en bonne santé.

Chocolat noir

Le chocolat est un stimulant naturel de l'humeur, comme tout le monde le sait. Cependant, le chocolat au lait contient généralement une grande quantité de sucre, ce qui n'est pas bénéfique pour la santé. En revanche, le chocolat noir et la poudre de cacao non raffinée renferment une série d'acides gras végétaux qui favorisent considérablement les fonctions cérébrales (Jennings, 2017).

Grâce au cacao, le chocolat est l'une des meilleures sources alimentaires de flavonoïdes. Ce sont des composés naturels aux propriétés antioxydantes, capables de réparer les dommages cellulaires. Il existe plusieurs types de flavonoïdes, notamment les flavanols et les flavonols, tous deux présents dans le cacao.

La consommation d'un régime riche en flavonoïdes (en particulier en flavanols et flavonols) contribue à la prévention du diabète de type 2 (Zamora-Ros et al., 2013). De plus, les flavanols du cacao peuvent améliorer la santé cardiométabolique (Xiaochen et al., 2016).

Ces substances sont fortement concentrées dans les zones du cerveau impliquées dans l'apprentissage et la mémoire. Des études ont montré que les personnes qui consomment régulièrement du chocolat noir ont un risque moindre de développer des maladies neurodégénératives (Jennings, 2017).

Fruits à coque

Les fruits à coque sont excellents pour la santé en général, en particulier les noix, qui sont riches en acides gras oméga-3. Le principal effet bénéfique des fruits secs semble être lié à la santé cardiaque plutôt qu'à une influence directe sur le cerveau, mais ce n'est certainement pas un inconvénient (Jennings, 2017).

Des études ont établi un lien entre la santé du cœur et celle du cerveau, ce qui ne devrait pas être surprenant puisque ces deux organes constituent les centres nerveux de notre corps (Jennings, 2017). De plus, les fruits à coque contiennent des quantités significatives de vitamine E et d'antioxydants, qui aident à prévenir les dommages causés par les radicaux libres au niveau cellulaire.

Oranges

Les oranges possèdent de nombreuses propriétés bénéfiques et nutritionnelles. Elles sont riches en fibres, en minéraux, en vitamines et en antioxydants tels que les caroténoïdes, les anthocyanes, les citroflavonoïdes, les flavanones, l'hespéridine et les acides hydroxycinnamiques. Elles sont surtout connues pour leur teneur en vitamine C, bien que d'autres aliments en contiennent davantage, comme le raisin, le cassis, les poivrons et les brocolis.

Grâce à ces composés bénéfiques, l'orange est un fruit précieux pour l'organisme : elle possède des propriétés anticancéreuses et renforce le système immunitaire. L'hespéridine, qui se trouve principalement dans l'albédo (la partie blanche de l'orange), contribue à la prévention des maladies cardiovasculaires.

Mais les oranges ont-elles un effet sur notre cerveau ? Améliorent-elles notre mémoire ? La réponse est oui. Le jus d'orange est riche en flavonoïdes et améliore les fonctions cognitives (Alharbi, Lamport et al., 2016). Nos fonctions cognitives de base incluent l'attention, la mémoire, la perception et le raisonnement. Ainsi, renforcer nos capacités cognitives signifie améliorer notre capacité à acquérir des connaissances et à comprendre le monde à travers la pensée, les sens et l'expérience. Cela nous permet d'optimiser notre capacité de mémorisation.

La consommation d'oranges a également un impact sur notre humeur. Parfois, leur simple parfum suffit à nous revigorer et à réduire les états d'anxiété. Les oranges sont aussi bénéfiques pour le cerveau grâce à leur teneur en inositol, une substance essentielle aux processus cérébraux.

Œufs

Les nutriments présents dans les œufs, en particulier les vitamines B6, B12, la choline et l'acide folique, sont d'excellents alliés pour le cerveau. Ils favorisent la cognition mentale et la mémoire. L'organisme a besoin de choline pour synthétiser la phosphatidylcholine et la sphingomyéline, deux phospholipides essentiels à la structure des membranes cellulaires. Il s'agit d'un nutriment essentiel qui doit être apporté par l'alimentation afin de maintenir une santé optimale. La choline joue également un rôle clé dans la neurotransmission et régule la mémoire ainsi que l'humeur.

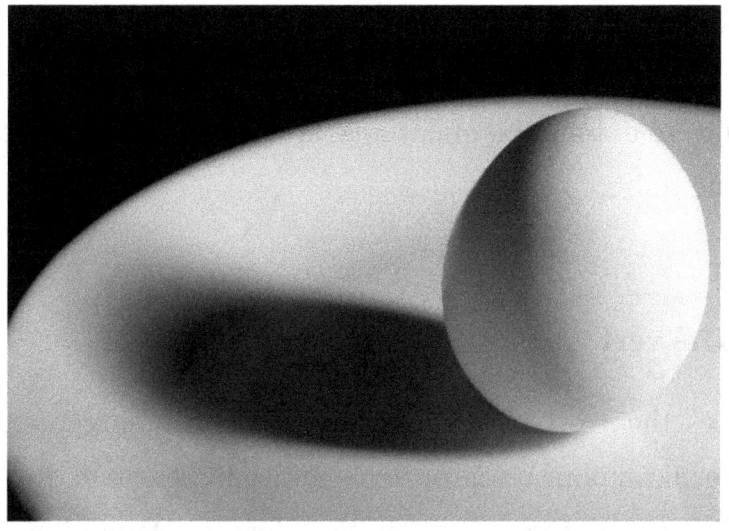

Une carence en acide folique a été observée chez les personnes atteintes de démence, et les jaunes d'œuf constituent une excellente source de choline et de folates (Jennings, 2017). Beaucoup de gens s'inquiètent du cholestérol contenu dans les jaunes d'œuf, mais tant que vous pratiquez une activité physique régulière et que vous en consommez avec modération, ils restent une source précieuse de micronutriments et de protéines.

La vitamine B6 est essentielle au bon fonctionnement du système nerveux central et périphérique. Elle est également indispensable à la synthèse de la sérotonine, un neurotransmetteur qui non seulement régule notre humeur, mais joue aussi un rôle fondamental dans la concentration et la mémoire.

Thé vert

Le thé vert (Camellia sinensis) est largement reconnu pour ses propriétés anticancéreuses et anti-inflammatoires. Il est cultivé depuis l'Antiquité et utilisé depuis des millénaires dans la médecine traditionnelle chinoise. Il constitue une excellente source d'antioxydants et d'acides aminés stimulant les fonctions cérébrales. Parmi eux, la L-théanine, qui augmente la production de GABA (acide γaminobutyrique), un neurotransmetteur qui réduit l'anxiété et favorise un état de calme (Jennings, 2017). Cet effet semble contrebalancer l'action de la caféine contenue dans le thé vert.

Parmi les composés biologiquement actifs présents dans Camellia sinensis, les principaux agents antioxydants sont les catéchines. La meilleure source de ces composés est le thé vert non fermenté (Musial, Kuban-Jankowska, Gorska-Ponikowska, 2020).

Bien entendu, les propriétés antioxydantes varient en fonction du type et de l'origine des feuilles de thé vert. D'autres facteurs influencent également leur efficacité, tels que les conditions géographiques, les méthodes de récolte et le processus de transformation des feuilles. Cependant, de manière générale, les feuilles de thé vert sont riches en polyphénols et en bioflavonoïdes. Ces antioxydants favorisent la régénération des tissus de l'organisme, combattent les radicaux libres et ralentissent ainsi le vieillissement cellulaire. Ils exercent un effet protecteur sur les neurones et réduisent le risque de maladies neurodégénératives telles qu'Alzheimer et Parkinson. Les catéchines possèdent une forte capacité à neutraliser les espèces réactives de l'oxygène (ROS) et de l'azote (RNS), qui sont les radicaux libres les plus courants.

Le groupe des dérivés de la catéchine présents dans le thé vert comprend : l'épicatéchine, l'épigallocatéchine, l'épicatéchine gallate et l'épigallocatéchine gallate. Ce dernier est le composé présentant le plus puissant potentiel anti-inflammatoire et anticancéreux. En particulier, les catéchines du thé vert sont largement reconnues pour leur efficacité dans la prévention des cancers du poumon, du sein, de l'œsophage, de l'estomac, du foie et de la prostate (Musial, Kuban-Jankowska, Gorska-Ponikowska, 2020).

Mode de vie

Il n'est pas nécessaire de programmer des moments spécifiques pour réaliser des activités bénéfiques pour le cerveau. La meilleure façon de les pratiquer est de les intégrer naturellement dans votre quotidien. Les suggestions suivantes vous permettront d'incorporer ces activités dans votre routine quotidienne.

Il est probable que vous ne commencerez pas à suivre immédiatement tous ces conseils. Ce n'est pas grave, il n'y a pas lieu de s'inquiéter. Lorsque vous cherchez à introduire des changements, assurez-vous de le faire par petites étapes. Cela est dû au conditionnement neuronal de notre cerveau.

Les réseaux neuronaux anciens sont assez robustes, et si vous essayez de mettre en place de nouvelles habitudes, vous tentez en fait de réécrire ces anciens réseaux forts avec de nouveaux, plus fragiles. Vous pourriez temporairement exercer un certain contrôle, mais à terme, votre volonté s'épuisera et vous reviendrez à vos anciennes habitudes.

C'est pourquoi les résolutions du Nouvel An échouent souvent : les gens tentent de changer radicalement leur vie dès le début de l'année. En quelques semaines ou mois, ils retombent dans leurs anciennes routines. Pour éviter cela, il faut renforcer graduellement, pas à pas, la force du nouveau réseau neuronal.

Ainsi, il n'est pas nécessaire de gaspiller votre volonté en essayant de vous forcer à faire quelque chose de nouveau. Les petites étapes sont la clé, souvenez-vous-en toujours.

Planifier les activités

Notre cerveau apprécie les activités qui le stimulent intensément. Le meilleur moyen de l'exercer est d'intégrer les éléments suivants :

- **Nouveauté** : découvrir quelque chose d'inconnu est un excellent moyen de rafraîchir l'esprit. Une façon simple d'introduire de la nouveauté dans votre quotidien est de réaliser une activité habituelle d'une manière différente. Par exemple, emprunter un nouvel itinéraire pour se rendre au travail.

- **Défi** : une activité qui exige un engagement constant est parfaite pour le cerveau. Peu importe le niveau de difficulté, l'important est que le cerveau ne fonctionne pas en mode pilote automatique. Par exemple, essayer un nouveau niveau de jeu vidéo qui demande de réfléchir, au lieu de rejouer un niveau déjà maîtrisé.

- **Apprentissage** : privilégiez les activités qui impliquent une courbe d'apprentissage. Cela permet de maintenir un niveau de défi constant tout en développant de nouvelles compétences.

- **Récompense** : si l'activité apporte des bénéfices tangibles dans votre vie, elle vous motivera à la poursuivre sur le long terme.

Des exemples d'activités qui englobent tous ces éléments sont l'apprentissage d'un nouvel instrument de musique, l'acquisition d'une nouvelle langue ou le développement d'un hobby. En donnant régulièrement un entraînement à votre cerveau, vous le maintenez en pleine forme.

Planifier l'entraînement physique

Il n'est pas nécessaire de devenir un athlète de haut niveau ni de sculpter un corps musclé, mais il est essentiel de bouger et de transpirer. L'activité physique ne se contente pas de libérer des endorphines dans votre organisme et d'améliorer la santé cardiovasculaire, elle aide aussi le cerveau à se débarrasser des toxines.

L'exercice physique présente également des bienfaits majeurs dans la lutte contre la dépression et d'autres troubles mentaux liés à la frustration. Choisir une activité physique comme la natation, en tant que hobby, est un excellent moyen de combiner le principe de nouveauté avec celui du bien-être physique.

Le sommeil

Nos cultures de travail toxiques considèrent d'une certaine manière qu'il est un signe de force de travailler avec peu de sommeil ou de passer des nuits blanches. Certes, il existe des situations où cela peut être nécessaire, mais en faire une habitude est tout simplement insensé.

Le sommeil est essentiel pour permettre à votre corps de guérir et de se régénérer, en particulier si vous êtes physiquement actif. Il aide également le cerveau à consolider tout ce qu'il a appris et à éliminer les toxines accumulées. Un adulte moyen a besoin d'environ huit heures de sommeil par cycle de vingt-quatre heures. Depuis des années, j'applique la règle 888 de Zeloni Magelli : huit heures de repos, huit heures de travail et huit heures consacrées aux plaisirs, aux passions et aux loisirs. Essayez-la, vous verrez la différence.

Assurez-vous de donner la priorité au sommeil en veillant à ce que votre chambre soit suffisamment sombre et à l'abri des bruits forts. Si nécessaire, écoutez de la musique relaxante ou des sons de la nature pour améliorer la qualité de votre sommeil. Un conseil important est d'éviter de regarder un écran lumineux une heure avant de vous coucher. Cela concerne aussi bien la télévision que les écrans de téléphone ou d'ordinateur. Je vous recommande également de protéger vos yeux en portant des lunettes filtrant la lumière bleue lorsque vous utilisez un ordinateur, une tablette ou un smartphone.

Lorsque vous dormez, éteignez votre téléphone et laissez-le dans une autre pièce. Ne l'allumez pas immédiatement au réveil. Prenez d'abord le temps de prendre votre petit-déjeuner, de lire ou de vous consacrer à votre activité la plus importante. Ce n'est qu'une fois cela fait que vous pouvez l'allumer et vous ouvrir aux autres, mais pas avant. Vous devez protéger votre esprit et préserver votre espace personnel.

Surveiller le stress

Suivre les étapes précédentes vous aidera à maintenir un faible niveau de stress. Cependant, les facteurs de stress sont omniprésents, et il est important de surveiller l'apparition de certains symptômes. Bien souvent, le stress est causé par des attentes irréalistes que nous nous imposons et par des tendances perfectionnistes.

Veillez à être attentif à ces comportements et prenez des mesures pour évacuer le stress. La méditation et le yoga sont d'excellents moyens pour le gérer. Planifiez des activités agréables à réaliser. Allez dans un centre de bien-être et offrez-vous un massage. Prenez soin de vous et cessez d'être aussi dur envers vous-même.

Pratiquer des activités de renforcement de la mémoire

Les exercices visant à améliorer la mémoire intègrent la nouveauté et vous offrent un nouveau défi. De plus, ils entraînent directement votre cerveau. Apprendre de nouvelles techniques d'apprentissage, étudier la mnémotechnique et pratiquer des jeux de stimulation cognitive sont d'excellents moyens à la fois ludiques et bénéfiques pour la santé cérébrale.

Surveiller ses relations

Nos relations sont souvent à la fois notre plus grande source de stress et de plaisir. Assurez-vous qu'elles soient équilibrées et saines, et soyez toujours proactif dans leur gestion. Trop souvent, nous les considérons comme acquises, tout comme les personnes qui en font partie, et nous laissons les choses nous échapper.

Malheureusement, il existe encore une certaine réticence à demander de l'aide lorsqu'il s'agit de réparer une relation. N'ayez pas peur d'affronter les problèmes et d'aller chercher du soutien si nécessaire. Veillez toujours à ce que vos relations soient une source de force et non un facteur d'épuisement.

Cela nous amène à la conclusion de notre réflexion sur un mode de vie qui favorise et améliore la santé cérébrale, dont la mémoire fait partie intégrante. Jusqu'à présent, vous avez découvert la biologie qui sous-tend le fonctionnement du cerveau et comment votre mode de vie influence votre bien-être mental.

Il est maintenant temps d'aller plus loin et d'explorer des exercices et des situations concrètes où une excellente mémoire vous sera particulièrement utile.

3. Intérêt et mémoire

Dans ce chapitre, mon objectif est de vous démontrer qu'il n'existe pas de mauvaise mémoire. Et je ne parle pas d'un cauchemar que vous avez eu récemment, mais plutôt de votre conviction que vous oubliez facilement les choses, que vous avez du mal à vous en souvenir et que vous devez tout noter en permanence.

Comme nous l'avons déjà vu, votre cerveau n'oublie pas réellement les informations (à l'exception de la mémoire à court terme). Les souvenirs peuvent se superposer, mais s'effacent-ils vraiment ? Non, cela n'arrive pas, car les connexions neuronales ne se rompent pas, sauf dans des circonstances très particulières.

Comme nous allons le voir, le point de départ de toute mémoire est l'intérêt et l'observation.

Observation

Vous marchez dans la rue et, en passant devant la vitrine d'un magasin, vous apercevez un énorme présentoir faisant la publicité d'un produit, par exemple un rasoir, qui attire votre attention. À ce moment-là, vous n'avez pas le temps d'entrer pour l'acheter, mais vous enregistrez mentalement l'information pour plus tard.

Au cours de votre journée de travail, vous repensez à cette publicité et êtes capable de vous souvenir de tous les détails qu'elle contenait sur le produit.

Si vous êtes passionné par le rasage ou que vous cherchez un cadeau pour un homme, vous pourriez même en parler autour de vous. Vous n'avez peut-être pas le temps de retourner physiquement au magasin pour l'acheter, mais vous finissez par le commander en ligne et le recevoir chez vous peu après.

Alors, quelle magie s'est produite pour que vous vous souveniez de cet objet ? Pourquoi avez-vous remarqué ce produit en passant ? Aujourd'hui, nous sommes bombardés de tant d'images publicitaires que nous n'y prêtons même plus attention. En faisant défiler une page web, notre cerveau a appris à ignorer la majorité de ces annonces.

Dites-moi, quand avez-vous regardé pour la dernière fois une publicité sur un réseau social sans appuyer immédiatement sur « Passer l'annonce » dès que l'option vous a été proposée ?

Maintenant, j'ai un autre exercice pour vous. Ne prenez aucune note en lisant ceci et gardez tout en mémoire :

Supposons que vous conduisiez un bus de transport public. À la première station, quatre personnes montent et deux descendent. À l'arrêt suivant, personne ne monte, mais deux personnes descendent. Aux trois stations suivantes, trois personnes montent et deux descendent à chaque fois, sauf à la dernière où une seule personne descend. Ensuite, aux quatre arrêts suivants, une personne monte à chaque fois, sauf au dernier arrêt où trois personnes montent. À chacune de ces quatre stations, une personne descend.

Vous avez tout suivi ? Très bien. Maintenant, ma question pour vous est : quel est le nom du conducteur du bus ?

La mise au point

L'exercice que nous avons vu ci-dessus est un jeu auquel certains enfants d'école aiment jouer entre eux. Même si vous n'y avez jamais joué auparavant, vous pouvez comprendre mon point ici. Voyez-vous, votre attention était probablement concentrée sur les chiffres, et au fur et à mesure que vous lisiez, vous essayiez sans doute de faire des calculs et de suivre le nombre de personnes à bord du bus.

Si je vous avais demandé à la fin combien de personnes restaient dans le bus, vous auriez probablement eu une réponse toute prête. Cela s'explique par le fait que, dès que j'ai commencé à vous donner des chiffres, votre attention s'est focalisée sur eux. Par attention, je ne veux pas dire que j'ai éveillé en vous une passion profonde pour les nombres, mais simplement que je vous ai amené à vous y concentrer.

Cependant, à la fin, je vous ai posé une question sur le nom du conducteur du bus, une information qui ne vous intéressait pas ou sur laquelle vous n'étiez pas concentré. Ceux qui ont déjà rencontré cet exercice auparavant ont peut-être répondu immédiatement. Très bien, pour ces personnes, voici une question supplémentaire : combien d'arrêts le bus a-t-il effectués ? Vous ne l'avez probablement pas noté, n'est-ce pas ?

Cet exercice concerne davantage l'observation que la mémoire, mais le point de départ de toute mémoire est l'observation et l'intérêt. Nous ne prêtons attention qu'aux choses qui nous intéressent. Par conséquent, si vous voulez entraîner votre mémoire, vous devez d'abord vous y intéresser. Il est essentiel d'y associer une émotion positive, comme nous l'avons vu dans les chapitres précédents.

Si vous y parvenez, votre cerveau aura une forte motivation à travailler avec vous plutôt que contre vous. En ce moment même, si vous êtes convaincu d'avoir une mauvaise mémoire, votre réseau neuronal dominant renforcera cette croyance et vous incitera à tout écrire. Si, du jour au lendemain, vous cessez de noter les choses sans éveiller un réel intérêt pour l'entraînement de votre mémoire, cela ne vous mènera nulle part et vous finirez par régresser.

L'intérêt va au-delà du simple désir de développer vos capacités mnésiques. Vous devez également être intéressé par ce que vous souhaitez mémoriser. Dans ce dernier cas, j'utilise ici le mot intérêt faute d'une meilleure expression. Peut-être que mémorable serait un terme plus approprié.

Votre attention est attirée par des éléments qui ont une signification émotionnelle pour vous. Plus l'émotion est forte, plus vous avez de chances de vous en souvenir et d'y réagir.

Imaginons que vous deviez choisir quelle publicité fonctionnerait le mieux pour un produit de nettoyage pour surfaces et sols. La première publicité montre une vidéo d'un rat courant précipitamment dans tous les sens, semant le chaos et salissant tout sur son passage. La seconde publicité met en scène un adorable chiot qui court partout, fait des bêtises, puis regarde le désordre qu'il a créé et dit "pardon" avec une jolie voix off.

Je veux dire, le choix est évident, non ? À moins d'être une personne exceptionnelle qui aime les rats, tout le monde choisirait le chiot. Pourquoi ? Encore une fois, vous le comprenez probablement instinctivement, et il n'est pas nécessaire que je vous l'explique.

Le résultat final est que vous vous souviendrez mieux du produit en voyant le chiot plutôt que le rat. En d'autres termes, l'expérience avec le chiot est plus mémorable et engageante. Mais, pour être honnête, vous vous souviendriez aussi de la publicité avec le rat, simplement parce qu'elle est inhabituelle. Elle capterait donc également votre attention, mais ce serait un choix terrible pour vendre le produit.

De plus, nous ne nous souvenons pas seulement des émotions positives, mais aussi des émotions négatives.

Imagination

Nous possédons une imagination brillante, cela ne fait aucun doute. Il suffit de penser aux scénarios catastrophiques que certaines personnes visualisent régulièrement dans leur esprit pour comprendre que nos cerveaux sont capables de véritables prouesses cinématographiques lorsqu'ils sont libérés des chaînes de la réalité.

Vous vous souvenez probablement de certains de vos rêves les plus marquants, et peut-être même de quelques cauchemars. Cela prouve que, lorsqu'il s'agit de mémoire, votre cerveau ne fait pas de distinction entre le réel et l'imaginaire. Chaque expérience est traitée de la même manière et enregistrée en mémoire. C'est pour cette raison que la visualisation est une technique si puissante pour l'amélioration de soi.

Si vous vous imaginez réussir dans une activité ou, plus largement, dans la vie, votre cerveau se souviendra de ces moments et les utilisera pour renforcer votre confiance. La clé est d'associer ces expériences à des émotions positives et de les rendre aussi réalistes que possible. Plus elles sont profondes, plus elles seront efficaces.

Imagination et mémoire sont étroitement liées. Lorsque nous ravivons un souvenir, un processus inconscient se met en place, remodelant nos souvenirs et notre perception. Notre imagination se superpose et s'entrelace avec notre mémoire. Nous ne pouvons pas imaginer quelque chose sans nous appuyer sur nos souvenirs passés. Et nous ne pouvons pas nous souvenir sans faire appel à notre imagination.

L'essentiel à retenir est que l'imagination est un outil puissant lorsqu'elle est utilisée consciemment. Elle peut rendre les choses mémorables et nous aider à nous concentrer sur ce que nous souhaitons retenir.

Votre imagination peut également être considérée comme un muscle qui a besoin d'exercice pour se renforcer. Des exercices réguliers de visualisation vous aideront à la développer et, de manière indirecte, amélioreront votre capacité à mémoriser les choses.

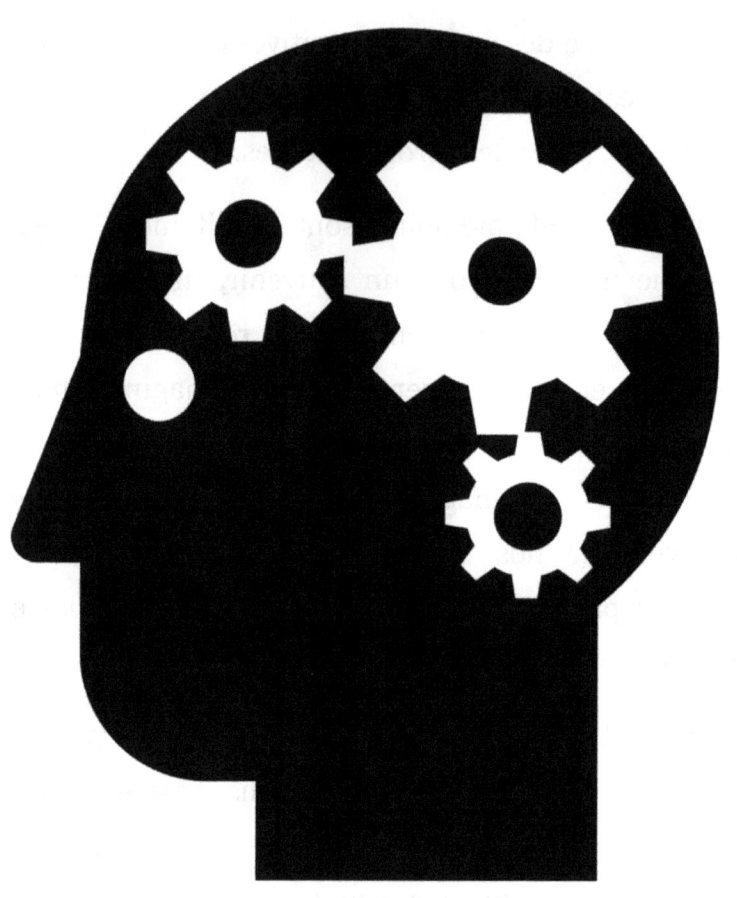

Un bon exercice de visualisation consiste à imaginer des scénarios comme une journée parfaite ou une semaine idéale. Si vous le souhaitez, étendez l'exercice à une vie parfaite.

Lorsque vous le ferez pour la première fois, vos images seront probablement floues et vous aurez du mal à les rendre réalistes. Mais persévérez, et vous découvrirez bientôt que vous pourrez visualiser des choses avec facilité, même pendant une heure entière.

Toutefois, bien que ces exercices de visualisation soient intéressants, en quoi aident-ils réellement votre mémoire ? Existe-t-il un moyen d'utiliser l'imagination pour améliorer la mémorisation ?

La réponse est oui, et il s'agit d'une méthode qui peut remplacer le processus de mémorisation par répétition brute.

Le processus de mémorisation par répétition brute

Même si ce terme vous semble nouveau, il désigne en réalité la méthode que vous avez le plus souvent utilisée à l'école pour retenir des informations. Par exemple, répéter une poésie à l'infini jusqu'à ce qu'elle soit mémorisée. Cependant, cette méthode n'est ni la plus efficace ni la plus fiable.

Pensez à toutes les poésies que vous avez apprises par cœur dans le passé. Combien en souvenez-vous aujourd'hui ? Comment pourriez-vous améliorer cette technique ?

J'utilise une méthode personnelle que j'appelle *"Répétition Brute Augmentée"*.

Imaginez que vous deviez mémoriser un poème. Prenez une feuille de papier et un stylo. Lisez la première ligne du poème que vous souhaitez apprendre, puis écrivez-la trois fois sur votre feuille. Passez ensuite à la deuxième ligne, lisez-la et écrivez-la trois fois. Continuez ainsi jusqu'à la dernière ligne du poème.

Une fois terminé, vous aurez retranscrit l'ensemble du poème, avec chaque ligne répétée trois fois. Voici un exemple visuel de ce que vous obtiendrez sur votre feuille :

Ligne 1,
Ligne 1,
Ligne 1,
Ligne 2,

Ligne 2,

Ligne 2,

et ainsi de suite...

Une fois cet exercice terminé, vous devrez le répéter intégralement deux autres fois. À la fin, vous aurez retranscrit trois fois le poème entier, où chaque ligne aura été écrite trois fois.

Ces trois versions « augmentées » du poème devront maintenant être lues à haute voix. Ensuite, enregistrez un fichier audio de votre lecture. Puis, allongez-vous sur votre lit, fermez les yeux et écoutez cet enregistrement trois fois de suite.

Lorsque vous vous lèverez, vous connaîtrez votre poème par cœur.

Pourquoi cette méthode est-elle si efficace ? Parce qu'elle combine plusieurs techniques qui travaillent ensemble pour amplifier votre capacité de mémorisation.

Avec cette méthode, vous utilisez la répétition, l'écriture, la lecture à voix haute, l'écoute et les ondes alpha de votre cerveau. Lorsque vous vous allongez et fermez les yeux, vous entrez dans un état de calme profond, où vos ondes cérébrales alpha dominent. Comme nous l'avons vu précédemment, ces ondes favorisent l'apprentissage et la mémorisation.

De plus, ce processus stimule trois de vos cinq sens : la vue lorsque vous lisez et écrivez, l'ouïe lorsque vous écoutez l'enregistrement, et le toucher lorsque vous écrivez. C'est une technique extrêmement puissante pour la mémorisation. Répétition Brute Augmentée ! Essayez-la !

Mais revenons maintenant à l'imagination. Comment peut-on mémoriser sans s'appuyer sur la répétition brute ? Comment peut-on utiliser l'imagination pour renforcer la mémoire ? Voici une méthode.

La Méthode Ridicule pour mémoriser des listes

Lait, poulet, eau, céréales, pâtes complètes, riz complet, carottes, céleri, pain complet, fromage majorero, œufs et savon de Marseille.

Essayez de mémoriser cette liste et voyez comment vous vous en sortez. Probablement ennuyeux, non ? Cela demande un certain effort mental et repose sur une mémorisation par répétition brute. C'est-à-dire, comme nous l'avons vu précédemment, la répéter encore et encore jusqu'à la connaître par cœur. C'est probablement ainsi que vous reteniez les choses à l'école et, malheureusement, la plupart des gens n'ont jamais appris de méthode plus efficace.

Eh bien, je vais vous présenter la méthode parfaitement ridicule pour retenir des listes. Vous comprendrez vite pourquoi elle porte ce nom.

Cette technique combine plusieurs méthodes que nous avons déjà abordées dans les précédents ouvrages de cette série.

D'après ce que vous avez appris jusqu'ici dans ce chapitre, il devrait être évident que notre premier objectif pour mémoriser cette liste est de la rendre aussi intéressante et mémorable que possible. Une simple liste de courses n'a rien d'excitant en soi. Alors, que faire ? C'est là que notre imagination entre en jeu !

Quelles sont certaines des expériences les plus mémorables de notre vie ? Probablement les voyages. Nous les adorions quand nous étions enfants, et une fois adultes, nous y investissons de l'argent et nous leur consacrons des semaines entières. De nombreuses expériences marquantes sont précédées ou suivies de voyages. Alors, pourquoi ne pas en faire un ?

L'élément clé de cet exercice est d'imaginer un voyage dans un endroit que vous connaissez comme votre poche, car vous devez vous concentrer sur la liste et non sur le lieu que vous traversez.

Votre maison est l'endroit idéal pour cet exercice. Comme vous y vivez, elle ne vous procurera pas d'excitation particulière, mais c'est ici que l'aspect ridicule de la méthode entre en jeu.

En voyageant à travers votre maison, du salon à la salle à manger et ainsi de suite, vous devez placer les objets de votre liste le long du parcours et exagérer leurs caractéristiques à un point tel qu'ils deviennent inoubliables.

Par exemple, vous ouvrez la porte d'entrée et la première chose que vous voyez est une mer de lait qui vous submerge ou une énorme bouteille de lait qui vous demande si vous avez bien pensé à en acheter.

Puis, alors que vous vous dirigez vers votre chambre pour vous changer, vous apercevez un poulet cracheur de feu qui réclame un verre d'eau immédiatement, bon sang ! En ouvrant la porte de votre chambre, une boîte de céréales est allongée sur votre lit, ronflant bruyamment et riant hystériquement parce qu'elle rêve de quelque chose d'amusant.

L'idée est claire. Prenez votre temps et rendez ces images aussi ridicules et amusantes que possible. Ne laissez pas les contraintes de la réalité limiter votre imagination et parcourez toute votre maison, plaçant ces scènes insolites où bon vous semble.

Au début, vous aurez peut-être du mal à vous concentrer sur certaines parties de votre maison et à y positionner les objets. Allez-y progressivement. Plutôt que d'essayer de placer toute la liste en une seule fois, commencez par quelques objets, puis notez les autres. Ensuite, augmentez progressivement le nombre d'éléments à intégrer dans votre parcours.

Gardez à l'esprit que votre voyage à travers la maison doit avoir du sens. Ne passez pas du jardin directement à la chambre du premier étage. L'objectif est de rendre les objets mémorables, pas le trajet en lui-même. Ce dernier doit être logique et naturel, presque automatique.

Lorsque vous placez les objets, ne les nommez pas, mais retenez simplement leurs caractéristiques. Ainsi, ne dites pas "lait" pour désigner la bouteille de lait, contentez-vous d'observer de quoi il s'agit et poursuivez votre chemin. Lorsque vous souhaiterez rappeler le premier élément de votre liste, il vous suffira de recommencer le parcours depuis le début, et vous le rencontrerez naturellement. Vous vous souviendrez alors du lait, puis du poulet, et ainsi de suite.

Une bonne approche consiste à rendre ces images amusantes. L'humour est une émotion extrêmement positive, et nous y sommes naturellement attirés. Certes, vous pourriez choisir de créer des images effrayantes ou choquantes, car elles peuvent aussi marquer la mémoire, mais est-ce vraiment ce que vous voulez ? De plus, si vous associez des émotions négatives comme la peur ou le choc à vos exercices de mémoire, il y a de fortes chances que vous finissiez par les abandonner.

Avec la pratique, vous deviendrez de plus en plus à l'aise et serez capable d'agrandir votre maison mentale tout en mémorisant plus d'éléments. C'est à ce moment-là que vous devriez vous surpasser et vous lancer de nouveaux défis. Rappelez-vous que votre cerveau adore les défis, même lorsqu'il semble se plaindre. Il est essentiel de le stimuler constamment pour l'entraîner et le rendre plus performant.

Élargir les frontières

Si, après un certain temps, vous réalisez que vous êtes capable de parcourir votre maison mentalement en courant ou même en volant, et que vous pouvez facilement mémoriser des listes de dix éléments, passez à l'étape suivante en pratiquant la technique du lien et en quittant les limites de votre maison mentale.

Le lien consiste à associer un objet à un autre. Les études ont démontré que nous avons tendance à mieux retenir les choses qui nous rappellent autre chose. Par exemple, nous associons l'eau à une piscine, le sable à une plage, ou encore une émotion à un moment particulier de notre vie.

Tu peux utiliser cette tactique psychologique pour mémoriser des listes plus longues et rappeler les objets de cette liste plus rapidement que la méthode ridicule, qui nécessite de voyager mentalement à travers ta maison ou un lieu familier. Le lien est une technique que tu devrais adopter progressivement, car elle impose une charge cognitive plus importante.

Cependant, souviens-toi que tout nouvel exercice peut sembler difficile au début, et qu'il est essentiel de persévérer pour progresser.

Créer des liaisons

En utilisant l'exemple précédent de notre liste de courses, ton objectif est de créer des liaisons entre chaque élément successif de la liste.

Par exemple, le premier élément, le lait, doit être relié au deuxième, le poulet. Encore une fois, il est important de rendre cette liaison aussi absurde que possible, pour les raisons déjà expliquées.

Malheureusement, un poulet qui nage dans du lait n'est pas assez ridicule. Que dirais-tu plutôt d'un poulet tenant une bouteille de lait et rotant bruyamment avant de la jeter par terre en criant "Encore une !" comme un cow-boy dans un film western ? Ensuite, le poulet se frotte le ventre et commence à vomir des céréales dans une immense boîte.

Je suis bien conscient que ce que je viens d'écrire n'a rien d'élégant. Mais je suis aussi certain que cette image t'a marqué bien plus qu'un simple poulet nageant dans du lait. Tu as probablement réussi à la visualiser clairement, et elle t'a interpellé. Ainsi, tu pourras mieux la retenir. Je suis sûr qu'à présent, tu as compris le véritable sens du mot "ridicule".

La technique des liaisons est en réalité une version plus avancée de la méthode ridicule. Comme dans cette dernière, tu effectues un voyage mental, mais au lieu de placer les objets dans des lieux familiers, tu les relies directement entre eux.

En quittant la sécurité de la familiarité et de ton environnement habituel, tu fais davantage confiance à la capacité de ton cerveau à s'appuyer uniquement sur les images et à associer les objets entre eux, plutôt que de les fixer dans un endroit connu.

La clé pour créer des liaisons solides est de rendre l'image aussi ridicule que possible, mais sans perdre trop de temps à la rendre absurde. La première image qui vous vient à l'esprit est généralement la plus puissante, et ne vous inquiétez pas si vous pensez qu'elle n'est pas assez exagérée. Modifiez l'image uniquement si vous constatez que vous ne pouvez pas la retenir lors de la révision.

Astuces et conseils

Il existe quelques techniques pour créer des liaisons plus efficaces. La première d'entre elles est la mise à l'échelle. En termes simples, cela consiste à rendre les éléments extrêmement petits ou très grands. Le gigantisme a un impact plus fort sur notre perception, et nous avons tendance à nous souvenir beaucoup plus facilement des choses qui sont immenses par rapport à celles qui sont minuscules.

Créer quelque chose de mignon et attendrissant est également une excellente stratégie. Il y a très peu de personnes dans le monde qui ne souriraient pas en voyant un chiot ou un bébé. C'est un réflexe naturel qui exprime notre besoin inné d'affection et de tendresse. Les émotions positives que cela génère rendent l'image plus mémorable et durable. Si vous trouvez adorables des chiots géants, alors allez-y, amusez-vous avec cette idée !

Donner du dynamisme et de l'action à vos objets est une autre très bonne technique. Faites-les agir de manière ridicule et exagérée, ne les laissez pas statiques. L'idée de mouvement est un puissant moteur d'association dans notre cerveau.

C'est précisément la raison pour laquelle nous voyageons mentalement à travers notre maison et notre liste : le mouvement stimule l'esprit, rafraîchit notre perception et apporte de la nouveauté.

Lorsque dynamisme et mouvement sont associés à un objet extérieur, nous ressentons la même émotion grâce à la puissance des associations mentales liées au mouvement. Profitez donc de cette dynamique dans vos images mentales.

D'autres stratégies efficaces, que j'ai déjà mentionnées, sont l'humour et l'exagération. Nous adorons rire, et notre sens de l'humour est souvent perçu comme un élément fondamental de notre identité.

Une autre tactique qui fonctionne pour certaines personnes est la substitution. Elle consiste à imaginer une action absurde impliquant un élément de votre liste, une scène totalement invraisemblable dans la réalité. Par exemple, essayer de frapper une balle de baseball avec un compas. L'efficacité de cette méthode repose, une fois encore, sur l'absurdité de la situation.

Essayez d'intégrer plusieurs de ces techniques dans vos visualisations et continuez à vous entraîner afin d'affiner vos compétences. N'oubliez pas qu'une compétence se développe grâce à la répétition, la concentration, l'intentionnalité et l'émotion. Appliquez ces principes pour renforcer votre mémoire, qui n'est, après tout, qu'une compétence comme une autre.

Ainsi se termine notre exploration du rôle de

l'observation et de l'intérêt dans la mémorisation. Rappelez-vous que la clé est de générer de l'intérêt, de préférence positif, pour les listes ou les éléments que vous souhaitez mémoriser. Votre cerveau fera le reste pour vous.

Au fait... le conducteur du bus, c'est vous.

Aviez-vous oublié la question ? Pensiez-vous vraiment que j'aurais oublié de vous donner la réponse ?

4. Nombres et Mnémoniques

Alors qu'il est facile de mémoriser et de parcourir des listes de mots, les nombres posent un problème particulier. Les nombres ne sont que des formes que nous avons mémorisées et, à moins qu'ils ne soient associés à un souvenir particulier, ils n'ont pas beaucoup de signification pour nous.

Pour compliquer encore le problème, il existe une infinité de combinaisons possibles. Il n'y a que dix chiffres de base, mais ces dix chiffres se combinent pour former une quantité infinie de nombres, ce qui rend leur mémorisation apparemment impossible.

Dans ce chapitre, je vais te fournir une méthode infaillible pour mémoriser n'importe quel nombre, quelle que soit sa longueur, en utilisant une technique qui s'appuiera sur les méthodes que nous avons déjà explorées jusqu'à présent.

Le Code Mnémonique

L'idée d'utiliser la mnémonique pour mémoriser quelque chose n'a rien de révolutionnaire. Elle était déjà connue dans la Grèce antique. En effet, le terme *mnēmonikós* vient de Mnémosyne, la déesse grecque de la mémoire. La mnémonique jouait un rôle crucial dans l'Antiquité, bien avant l'alphabétisation, car les connaissances et les traditions culturelles étaient transmises oralement.

Certaines techniques mnémoniques, comme nous l'avons vu dans le premier livre *Mémoire Photographique*, reposent sur l'utilisation de sons pour les associer à des mots ou pour raccourcir des phrases complexes en un son qui ait du sens.

Une bonne méthode pour retenir les nombres consiste à attribuer une lettre ou un son à chaque chiffre de base, de zéro à neuf, puis à créer des sons correspondant à un ou plusieurs chiffres. Cependant, cette méthode devient inefficace lorsqu'il s'agit de grands nombres, car il y aurait trop de sons à retenir.

Pour compliquer encore les choses, aucun de ces sons n'a de véritable signification pour toi, ce qui rend leur mémorisation difficile. Ainsi, au lieu de mémoriser directement les nombres, tu te retrouves à mémoriser des sons et leurs correspondances avec les chiffres, ce qui s'avère être une approche assez laborieuse.

Eh bien, je vais te montrer une méthode qui t'aidera à utiliser la mnémonique de manière efficace et qui te permettra de mémoriser facilement de longues séquences de huit ou neuf chiffres. La clé réside dans l'utilisation de nos fidèles alliés : l'imagination et les associations, une fois que nous aurons maîtrisé les principes fondamentaux des techniques mnémoniques.

L'Alphabet Numérique

La première étape consiste à créer ton propre alphabet pour les chiffres de zéro à neuf. L'esprit humain traite les images, et un nombre complexe doit être visualisé comme un ensemble d'images. Pour transformer des nombres en images, nous avons besoin d'un code. Chacun a sa propre méthode pour y parvenir, et je vais t'expliquer la mienne ci-dessous.

0 - O. Zéro ressemble à un O, donc cela a du sens pour moi.

1 - A. A est la première lettre de l'alphabet.

2 - B. La deuxième lettre.

3 - C. La troisième.

4 - D. La quatrième.

5 - E. La cinquième.

6 - S. Je pense au mot *six*, qui commence par un S, donc cela me semble logique.

7 - L. Le chiffre 7 peut ressembler à un L inversé.

8 - H. Sur un affichage numérique, le chiffre 8 peut évoquer un H.

9 - N. Neuf commence par la lettre N.

Tu dois inventer un alphabet qui ait plus de sens pour toi, plutôt que d'essayer de mémoriser celui-ci tel quel. La clé est d'utiliser des associations et des liens qui te paraissent les plus évidents et les plus intuitifs. Par exemple, pour moi, associer la lettre E au chiffre cinq est naturel, mais certains d'entre vous pourraient ne pas le percevoir de la même manière.

La clé est de mettre la logique de côté et d'utiliser à la place les émotions. N'oublie pas que l'émotion est l'un des principaux moteurs de la mémoire, et tu dois l'exploiter à ton avantage. Quand tu penses à un chiffre, quelle est la première chose qui te vient à l'esprit ? Utilise alors la lettre qui te semble naturellement associée à ce nombre.

Par exemple, tu pourrais penser au mot *réunion* pour le chiffre un. Ainsi, tu peux utiliser la lettre *R* ou une autre association similaire pour représenter ce chiffre.

Il est nécessaire de mémoriser ce nouvel alphabet avant de poursuivre. L'étape suivante consiste à attribuer des personnages aux nombres à deux chiffres. En leur donnant une personnalité et une action, tu peux leur donner vie, ce qui rend la création d'associations beaucoup plus facile.

Je te préviens, cette méthode est d'une efficacité redoutable, mais elle peut sembler fastidieuse au début.

Ce que j'entends par attribuer une personnalité aux nombres à deux chiffres est plus facile à comprendre avec un exemple. Prenons le nombre 67. Les lettres correspondantes sont S et L, donc 67 donne SL. L'étape suivante est d'attribuer une personnalité et une action à SL. Par personnalité, j'entends une personne célèbre ou une figure de la culture populaire que tu peux immédiatement associer à cette combinaison.

Personnellement, SL me fait penser à SNL, c'est-à-dire Saturday Night Live (une émission humoristique diffusée depuis 1975), et l'action que j'associe le plus à cela est le rire. Comme l'exagération est un excellent moyen de renforcer la mémorisation, j'amplifie cette action en imaginant des rires incontrôlables, à en avoir mal au ventre, en me tenant les côtes. Je visualise une personne qui rit si fort qu'elle fait rire tout le monde autour d'elle, grâce à la nature contagieuse du rire.

Nous avons donc l'association suivante : 67 = SL = SNL et rires incontrôlables.

Prenons un autre exemple avec le nombre 99. Cela correspond à NN, ce qui, pour moi, évoque l'image d'une nuit noire (nuit noire en français).

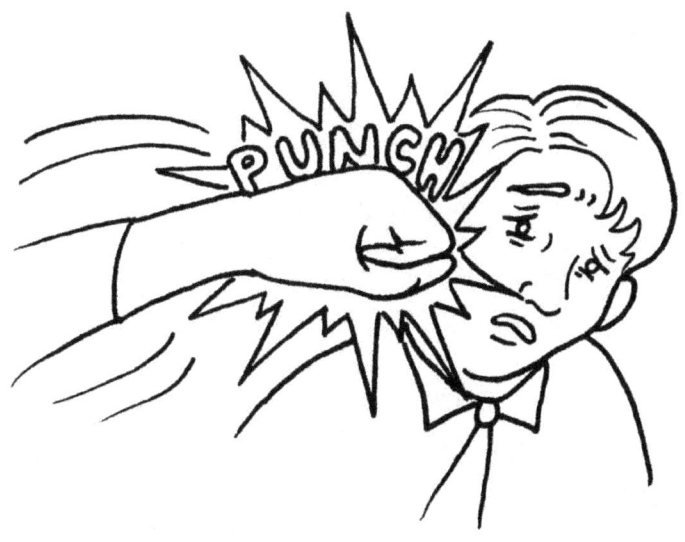

Cela me fait immédiatement penser à un super-héros frappant un méchant en plein visage. Pour rendre cette image encore plus claire, j'imagine une scène de bande dessinée de Batman, où il assène un coup de poing à ses adversaires avec des bulles d'explosion colorées en rouge et jaune, affichant des mots comme *Bam !* et *Biff !*.

Tu peux utiliser ce que tu veux pour représenter les lettres et les actions. L'essentiel est qu'elles aient un certain impact sur toi et que tu sois capable de les reconnaître instantanément, en associant leur action et leur personnalité à la culture populaire. Reste bref et simple et, comme je l'ai déjà mentionné, tu réaliseras que la première chose qui te vient à l'esprit est souvent la plus mémorable.

À ce stade, tu as probablement compris que tu utilises en réalité un souvenir existant pour en créer de nouveaux.

Puisque tes souvenirs existants ont été ancrés grâce aux émotions, il est logique de s'appuyer sur ceux-ci plutôt que d'essayer de créer de nouvelles connexions émotionnelles en étendant les associations. Les associations que tu fais avec les nombres n'ont pas besoin d'avoir un sens rationnel. Si tu choisis des associations en pensant qu'elles doivent paraître intéressantes aux yeux des autres, tu fais fausse route. Ce sont tes propres associations, alors garde-les personnelles.

Parfois, tes associations ne seront pas politiquement correctes. Mais il ne s'agit pas de se juger ou de se censurer d'une quelconque manière. Si certaines associations te dérangent, travaille sur la désactivation des croyances qui renforcent ces connexions, au lieu d'essayer de choisir quelque chose qui aurait moins d'impact pour toi.

Un excellent exercice pour libérer ton esprit et ouvrir pleinement ton imagination consiste à écrire une liste de nombres de 00 à 99 et à leur attribuer des références accompagnées d'une action. Par exemple :

00 → **OO** → Deux grands yeux exprimant la surprise.

01 → **OA** → Ça sonne comme Aloha. Donc, Hawaï. Collier de fleurs hawaïen.

02 → **OB** → Me fait penser à la chaîne de bricolage OBI, donc au do it yourself (DIY). J'imagine la pergola en bois que mon père a construite.

03 → **OC** → Orange County, Californie : surf, coucher de soleil sur la plage, feu de camp. (Dans ce cas, mon action est collective et évoque un état d'esprit. Tant que cela a du sens pour toi, suis cette logique.)

08 → **OH** → Un emoji choqué et une personne qui fait "ooooh".

45 → **DE** → Allemagne et conduite rapide sur l'autoroute.

38 → **CH** → Suisse, chalets en montagne et randonnée.

58 → **EH** → Ed Helms et un dentiste qui s'arrache une dent.

46 → **DS** → MS-DOS et écrire sur un ordinateur.

Rédige une liste complète, avec le plus de nombres possibles, de 00 à 99, et laisse ton esprit te suggérer des images et des actions. Souviens-toi de choisir simplement la première chose qui te vient à l'esprit. Parfois, cela n'aura aucun sens, surtout lorsque tu le fais pour la première fois. Cependant, reste concentré et libère ton esprit, tu prendras beaucoup de plaisir avec cet exercice.

Mémorisation

Maintenant que tu es capable d'associer automatiquement des références et des actions aux nombres, il est temps d'utiliser tout cela pour t'aider à mémoriser des chiffres longs. Nous allons ici faire appel à notre bon vieil ami, le chunking, pour nous aider à assimiler les informations que nous devons retenir. Si nous avons une longue série de chiffres, comme un numéro de téléphone – disons 6142099456 – nous devons d'abord diviser ce nombre en blocs de deux chiffres. Ainsi, 6142099456 devient 61, 42, 09, 94 et 56.

61 → SA → Afrique du Sud et jouer au cricket.
42 → DB → Deutsche Bank et un vol d'argent.
09 → ON → Robin des Bois et le tir à l'arc.
94 → ND → Notre-Dame et le bossu de Notre-Dame en train de danser.
56 → ES → Espagne et la corrida.

Maintenant que tu as ta liste de références et d'actions, il est temps de tisser une histoire ridicule en alternant les références et les actions.

Ainsi, 6142099456 devient l'Afrique du Sud qui vole une tonne d'argent à Robin des Bois parce que le bossu de Notre-Dame veut faire la fête en Espagne et a besoin d'argent.

Je comprends que cela puisse sembler être un exercice extrêmement fastidieux, et tu te dis probablement que tu ne pourras jamais retenir les étapes ou les associations. Eh bien, fais-moi confiance : après quelques essais, tu seras capable de maîtriser ce processus avec facilité.

Cela nous amène à la dernière étape du processus. Bien qu'il soit utile de créer une histoire et de l'associer à un numéro, cela ne t'aide pas dans les situations où tu dois associer le numéro à un nom. Par exemple, tu sais que le numéro est 6142099456, mais à qui appartient-il ?

Association

L'étape finale consiste à établir un lien entre ton histoire et la personne concernée. Ainsi, si tu essaies de mémoriser le numéro de téléphone d'un ami, place ton histoire dans sa maison ou dans un lieu qui lui est associé.

Le lieu n'est qu'un moyen d'association. Tu peux aussi ajouter un élément récurrent dans ton histoire qui te fait immédiatement penser à cette personne. Par exemple, tu peux imaginer que les personnages de ton histoire portent un vêtement spécifique qui te rappelle ton ami. Ou bien, ils possèdent un objet qui lui appartient. Et ainsi de suite : les possibilités sont infinies.

Créer une association avec une histoire aussi absurde et illogique garantit que ton cerveau retiendra facilement le numéro.

Comme toujours, plus ton histoire est ridicule, mieux c'est.

Au début, cela demandera un effort important. Il te faudra du temps pour créer une histoire et pour associer des actions et des références aux chiffres impliqués.

Cependant, avec la pratique, tu t'amélioreras rapidement. À terme, tu seras capable d'inventer instantanément des histoires et des actions et de mémoriser facilement de longues séries de chiffres. Tu n'auras plus besoin d'enregistrer les numéros de téléphone ni de les noter partout : tu pourras les réciter de mémoire sans effort.

Conseils

L'utilisation du code mnémonique repose sur la création d'histoires mémorables. Dès le départ, lorsque tu choisis ton alphabet pour les dix chiffres de base, tu dois imaginer quelque chose qui te frappe immédiatement et qui suscite une émotion forte. Encore une fois, comme mentionné dans le chapitre précédent, la première chose qui te vient à l'esprit est généralement la meilleure option.

Il en va de même pour la deuxième étape, où tu dois associer les nombres à deux chiffres à des références que tu comprends facilement, ainsi qu'à des actions qui semblent plausibles pour ces éléments. Ne choisis pas des actions aléatoires qui n'ont aucun sens, mais ne te torture pas non plus en essayant de rendre tout parfaitement logique.

Enfin, pratique, pratique, pratique. Cette technique deviendra bien plus simple une fois que tu auras maîtrisé les concepts du chapitre précédent, car ton cerveau aura déjà été entraîné jusqu'à un certain point. Ne te décourage pas et ne renonce pas trop vite. Avec le temps, tu seras capable d'appliquer cette méthode sans effort.

Cela nous amène à la conclusion de notre exploration sur la mémorisation des listes de chiffres et leur association aux personnes auxquelles elles sont liées.

Dans un instant, nous allons aborder un sujet qui fait transpirer la plupart des gens : la prise de parole en public.

5. Les Mots-Clés Déclencheurs

Parler en public est l'une des plus grandes peurs de la plupart des gens. Cela suscite une telle angoisse que mémoriser un discours ou utiliser la mémoire d'une quelconque manière semble impossible à cause du stress qu'il génère.

Eh bien, dans ce chapitre, je vais te donner une astuce pour apprendre à maîtriser la prise de parole en public. Et nous allons le faire en utilisant précisément l'hyperactivité que subit ton cerveau dans les moments de tension.

L'Essence du Discours

La prise de parole en public n'est qu'une des nombreuses situations où la technique des mots-clés est utile. Tu peux également l'utiliser pour mémoriser un grand nombre de faits, par exemple lors d'un cours d'histoire impliquant de nombreuses dates. Tu peux appliquer la méthode du chapitre précédent pour retenir ces faits, puis associer chaque date à un mot-clé choisi pour chaque événement.

Les mots-clés t'aideront aussi à apprendre bien plus rapidement le sens des phrases dans une langue étrangère. Cependant, soyons honnêtes : leur utilité dans l'apprentissage d'une langue reste limitée. La plupart du temps, la meilleure façon d'acquérir une nouvelle langue est de s'y immerger et de l'utiliser autant que possible. En d'autres termes : écoute et répétition intensive.

La technique des mots-clés n'est pas non plus utile pour la mémorisation à long terme, à moins de l'utiliser de manière explicite.

Cette technique aide principalement la mémoire à court terme, et ici, j'utilise ce terme différemment de la mémoire de travail, qui ne peut contenir en moyenne que sept éléments à la fois. Par court terme, j'entends quelque chose que tu retiendras pendant une ou deux semaines, avant de l'oublier si tu ne répètes pas régulièrement l'information.

Rappelle-toi que j'utilise ici la prise de parole en public uniquement comme exemple pour illustrer le fonctionnement de cette méthode. Il s'agit d'une situation extrême qui met bien en évidence les avantages et les limites de cette technique. Toutefois, cette méthode ne se limite absolument pas à la mémorisation des discours.

Mémoriser un discours

Face à une grande foule, la première chose qui disparaît, c'est notre capacité de concentration. Pour y remédier, beaucoup de gens tentent de mémoriser leur discours dans son intégralité, mais c'est en réalité la pire approche possible pour surmonter la peur de parler en public.

Cette méthode est inefficace, car elle pousse le cerveau à se concentrer sur ce qui vient après, ce qui oblige l'orateur à créer une connexion entre chaque mot du discours.

Tant que tout se déroule comme prévu, le discours s'enchaîne sans problème. Mais dès qu'un maillon de la chaîne se rompt et qu'un mot est oublié, tout s'effondre. C'est alors que l'orateur hésite, bafouille, et que le public commence à ressentir de la gêne.

Il va sans dire qu'une personne qui mémorise un discours dans son intégralité a très peu de chances de l'exprimer de manière engageante. Dans de tels cas, l'esprit de l'orateur est tellement concentré sur les moindres détails qu'il en oublie l'essence même du discours : captiver son public et l'impliquer dans le sujet.

Les meilleurs orateurs publics ne cherchent pas à mémoriser mot pour mot leur discours, ni à l'écrire intégralement. Au contraire, ils se laissent porter par l'instant et trouvent l'inspiration dans le moment présent.

Par exemple, savais-tu que la phrase "I have a dream" ne figurait nulle part dans les notes du Dr

Martin Luther King avant qu'il ne prononce ce discours historique ? Il l'a improvisée sur le moment (Grant, 2016) ! La partie la plus mémorable de son allocution a été spontanée. Un discours improvisé est souvent bien plus puissant qu'un discours entièrement préparé à l'avance.

La méthode utilisée par le Dr King, ainsi que par de nombreux autres grands orateurs, est celle des mots-clés.

Elle consiste essentiellement à découper l'information en idées principales et à choisir un mot ou une phrase-clé qui incarne chaque concept à aborder.

Ensuite, en reliant les différents mots-clés entre eux, le discours prend sa structure, formant un cadre que l'orateur est libre de remplir et de développer à sa guise.

C'est une technique particulièrement efficace, car elle exploite pleinement la capacité naturelle de notre cerveau à se souvenir et à faire preuve de créativité.

L'inspiration créative

La créativité fait référence à quelque chose qui émerge de ce qui n'existait pas auparavant. Créer, c'est produire à partir de rien, même si, en réalité, il s'agit plutôt d'une transformation.

Pourquoi un peintre choisit-il de peindre cette tache noire et ce point jaune ? Personne ne le sait, peut-être même pas lui. Tout ce qu'il sait, c'est qu'il "ressent" que c'est juste. Lorsque l'on écoute des musiciens parler de leur art, ils expliquent souvent que c'est l'instant qui les pousse à créer leur musique.

J'ai joué pendant de nombreuses années avec mon groupe, et mes solos de guitare étaient toujours improvisés. Ils changeaient constamment, je me laissais guider par l'instant. C'était comme si je me connectais à quelque chose de plus grand que moi. Mes doigts bougeaient d'eux-mêmes.

La créativité ne naît pas de la mémoire, et à première vue, la mémorisation n'a pas grand-chose à voir avec elle. Cependant, analyser les conditions qui favorisent l'inspiration est instructif, car il semble qu'une bonne mémorisation puisse justement créer ces conditions.

Pense à la dernière fois où tu as fait quelque chose de créatif. Ton cerveau était probablement au repos, détendu. Tu n'étais pas accablé par les tensions du quotidien et, très probablement, tu n'as pas cherché à forcer ton inspiration.

D'ailleurs, la résolution de problèmes se produit lorsque notre cerveau est au repos. Étrangement, ce n'est pas lorsque nous sommes en pleine activité mentale que les meilleures idées surgissent.

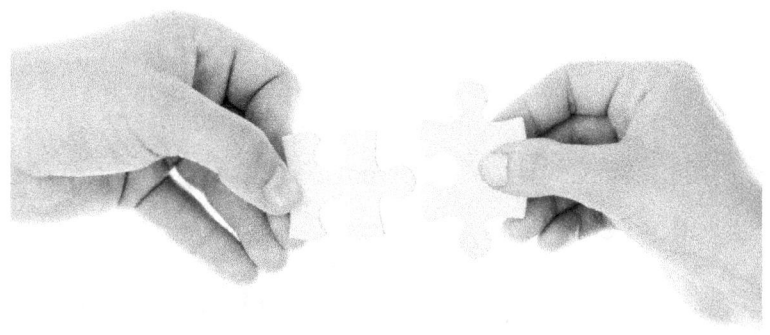

Revenons à l'exemple de la prise de parole en public. En connaissant le parcours ou le cheminement que ton discours doit suivre, tu seras beaucoup plus détendu.

Tout d'abord, il n'est pas nécessaire de retenir chaque mot de ton intervention, car il te suffit de te souvenir de tes mots-clés ou des termes essentiels.

En connectant tes mots-clés entre eux, tu construis une histoire qui peut être facilement rappelée et racontée sans trop d'effort.

Cela libère ton cerveau de toute préoccupation, te permettant ainsi de te concentrer sur l'amélioration de ton discours.

Grâce à cette méthode, un flux naturel s'installe, et ton cerveau peut exercer ses capacités créatives, trouvant de l'inspiration sur le moment pour transmettre les informations avec l'impact émotionnel et la profondeur adéquats.

La plus grande peur des gens face à la prise de parole en public est celle de se ridiculiser, d'oublier ce qu'ils allaient dire ou de prononcer quelque chose d'absurde. Cette peur peut être surmontée en préparant soigneusement à l'avance le sujet que tu vas aborder.

Mise en pratique de la méthode

L'application de cette méthode est plutôt simple. Si c'est la première fois que tu l'utilises, il peut être utile d'écrire ton discours intégralement mot pour mot, puis de le relire attentivement.

Attention : il n'est pas nécessaire de le mémoriser par cœur. L'important est simplement de le relire pour vérifier s'il a du sens pour toi ou non.

Ensuite, identifie les points de transition à l'intérieur de ton discours.

Les points de transition sont les passages où tu passes d'un sujet à un autre. Marque la fin d'un sujet et le début du suivant.

À ce stade, tu auras divisé ton discours en sections thématiques.

Une fois cette segmentation réalisée, relis chaque partie et écris une phrase ou une idée qui résume au mieux ce que tu veux communiquer dans cette section.

Tu peux utiliser un seul mot, mais pour les débutants, il est recommandé d'utiliser une phrase, car il sera plus facile de s'en souvenir et de construire une histoire autour.

Au fur et à mesure que tu gagneras en aisance, tu pourras te contenter d'un mot-clé.

La dernière étape est quelque chose qui devrait t'être familier. Relie toutes les phrases ensemble en créant une histoire aussi absurde que possible, afin d'établir un fil conducteur entre elles et de les ancrer dans ta mémoire.

Pour ce faire, répète cette histoire à toi-même plusieurs fois, et lorsque viendra le moment de parler, commence par le premier lien : tu verras que ton cerveau te fournira naturellement les mots justes.

La clé de tout cela est d'avoir confiance en ton propre cerveau.

Rappelle-toi que ton cerveau est parfaitement capable de mémoriser et de se souvenir des choses par lui-même. Le problème vient simplement du fait qu'une multitude d'informations inutiles viennent s'y superposer et perturbent son fonctionnement naturel.

Alors, aie confiance et laisse ton cerveau faire son travail. Tu te découvriras être un orateur exceptionnel.

Bien que la prise de parole en public soit une compétence précieuse, notre vie professionnelle représente une part essentielle de notre quotidien.

Étant donné le temps considérable que nous passons au travail, il est intéressant d'examiner le rôle fondamental que joue la mémoire et la manière dont il est possible d'améliorer ses performances professionnelles grâce à quelques ajustements simples.

6. Planification des Activités

Comme nous l'avons vu précédemment, la première clé de la mémoire est l'attention. Si ton attention est constamment sollicitée par des distractions externes, il y a peu de chances que tu accomplisses correctement ta tâche en cours. Vois-le ainsi : tu pourrais penser avoir envoyé cet e-mail important à ton client, alors qu'en réalité, il est toujours dans ton dossier de brouillons, en attente d'être envoyé.

Pourquoi est-il devenu plus difficile de se concentrer au travail et d'achever ses tâches ? Dans ce chapitre, nous allons explorer cette question et je vais te révéler une méthode qui te permettra d'accomplir tes tâches en deux fois moins de temps en exploitant les capacités naturelles de ta mémoire.

Le problème de la productivité

Internet est une invention formidable qui a rapproché le monde, mais il a aussi introduit de mauvaises habitudes.

Pour une raison étrange, de nombreux employés semblent penser que le meilleur moyen d'obtenir cette précieuse prime de fin d'année est d'envoyer des e-mails à trois heures du matin.

Cela a conduit à une idée absurde selon laquelle plus on est capable de gérer plusieurs tâches à la fois, plus on est performant en tant que travailleur.

Ce qui était autrefois réservé aux artistes de cirque est désormais devenu la norme dans le monde de l'entreprise. Et toute personne qui ne suit pas ce modèle ou qui ne parvient pas à répondre à ces attentes est perçue comme incompétente.

Le problème de rester constamment connecté au travail est qu'en réalité, cela réduit la productivité.

Bien sûr, être disponible en cas d'urgence peut être

utile, mais ce n'est pas un hasard si le nombre d'urgences professionnelles semble avoir explosé depuis l'avènement de cette hyperconnectivité. Alors, qu'est-ce qui se passe réellement ?

Multitâche

Depuis le début du millénaire, la jonglerie est devenue plus compatible avec le monde des affaires et du management ; on l'appelle désormais le multitâche. Il s'agit de répondre aux e-mails pendant un appel important, tout en donnant des instructions à ceux qui travaillent pour vous afin d'accélérer les choses. Certaines personnes sont assez naïves pour penser que c'est une bonne chose.

En réalité, notre cerveau n'est pas conçu pour fonctionner de cette manière. Des recherches menées à l'Université de Stanford montrent que les personnes qui effectuent plusieurs tâches à la fois sont en fait moins productives que celles qui ne le font pas et qu'elles ont beaucoup plus de mal à passer d'une tâche à une autre (TalentSmart, 2019).

Par conséquent, la qualité de leur travail est nettement inférieure à celle de ceux qui refusent le multitâche. Pire encore, le multitâche réduit la productivité à long terme.

D'un point de vue biologique, cela a du sens : en sollicitant constamment votre cerveau de cette manière, vous l'affaiblissez progressivement et ne pouvez pas espérer qu'il continue à fonctionner efficacement. En restant en permanence connecté au travail ou en étant absorbé par des pensées liées au travail, vous ne vous déconnectez jamais et ne laissez pas à votre cerveau le temps de se détendre et d'assimiler ce qui se passe autour de vous.

Le résultat net est une faible qualité de travail, ce qui ne fait qu'augmenter le nombre de tâches à accomplir, soit exactement l'inverse de l'objectif initial. Pourtant, les gens continuent à effectuer plusieurs tâches en même temps. Pourquoi ?

Une partie de la raison est l'inertie. Nous ne changeons tout simplement pas à moins qu'un puissant incitatif ne nous y pousse. Pensez-y comme à la première loi de Newton.

En l'absence de forces extérieures, un mouvement rectiligne uniforme se poursuit indéfiniment. Un objet en mouvement restera en mouvement jusqu'à ce qu'une force extérieure soit appliquée. Nous fonctionnons de la même manière.

Une raison encore plus importante est d'ordre biologique et concerne la manière dont notre cerveau fonctionne.

La décharge de dopamine

Comment planifiez-vous vos activités ? Si vous êtes comme la plupart des gens, vous établissez probablement une liste de choses à faire, que vous savez désormais comment mémoriser, puis vous avancez dessus.

La liste des tâches est un excellent outil de productivité, car elle permet de tout regrouper en un seul endroit. Encore mieux, elle possède un système de récompense intégré. Il y a quelque chose de très satisfaisant dans le fait de rayer une tâche de sa liste.

C'est là que commence le problème. Une fois les tâches accomplies et supprimées de la liste, on ressent une sensation agréable, car notre cerveau libère une décharge de dopamine, souvent appelée l'hormone du « bien-être » (Newsonen, 2014).

C'est une hormone responsable du sentiment de gratification. Elle appartient à la famille des catécholamines, comme l'adrénaline et la noradrénaline, et elle nous procure également l'énergie et l'élan nécessaires pour continuer et terminer notre liste de tâches.

Puisque la dopamine est impliquée dans la promotion des comportements et la stabilisation des habitudes, cette hormone nous motive à passer à l'action. Plus une activité entraîne une libération importante de dopamine, plus le circuit neuronal associé à cette activité se renforce. Après tout, ce n'est rien d'autre qu'une émotion qui ancre une habitude ou un souvenir plus profondément dans notre cerveau.

Nous commençons donc à rechercher cette sensation de bien-être et nous nous efforçons de rayer des éléments de nos listes toujours plus rapidement. Cela nous pousse à faire le plus de choses possible en même temps, en raisonnant ainsi : plus nous accomplissons de tâches, plus vite nous pouvons les éliminer de notre liste.

Le résultat de cette logique biaisée est que nous nous retrouvons à faire trois choses en même temps et à nous vanter de nos compétences en multitâche sur notre CV.

La décharge de dopamine fausse notre jugement de multiples façons. Non seulement nous produisons un travail de moindre qualité, mais nous perdons aussi notre capacité à établir des priorités. Avec le temps, nous commençons à remplir nos listes de tâches insignifiantes et finissons par devenir de simples « trieurs de papier ». Ces tâches sont banales, ridiculement petites et reviennent à déplacer quelques feuilles sur un bureau, sans véritable impact.

L'objectif réel de notre travail est alors oublié et, par conséquent, nous nous transformons en de véritables « trieurs de papier » dans notre environnement professionnel. Et pire encore, il y a des choses en arrière-plan dont nous ne prenons même pas conscience.

Même si rayer certaines tâches de votre liste vous procure une sensation agréable, cela ne signifie pas pour autant que ces tâches devaient figurer sur votre liste !

Laisse-moi te parler brièvement du principe de Pareto. Ce principe stipule qu'environ 20 % des causes produisent 80 % des effets. Autrement dit, 80 % de ce que nous obtenons résulte uniquement de 20 % de nos actions. Dans tous les domaines, secteurs ou industries, la majorité des résultats découle d'un nombre restreint de causes.

Ainsi, si la majorité des résultats provient d'une petite partie de nos actions, cela signifie que la plupart de ce que nous faisons a peu de valeur et est largement inutile.

Désormais, concentre-toi uniquement sur ces 20 % d'actions qui génèrent 80 % des résultats ! Abandonne le reste et délègue-le à d'autres. Non seulement tu amélioreras ta productivité, mais tu amélioreras aussi ta qualité de vie.

Ton cerveau et le multitâche

L'étude la plus frappante démontrant à quel point le multitâche est inefficace a été menée par l'Université de Londres (TalentSmart, 2019).

Dans cette étude, les participants ont été invités à réaliser plusieurs tâches simultanément, en combinant des objectifs complexes. Ces objectifs correspondaient à des situations courantes en milieu professionnel, comme envoyer un e-mail tout en étant au téléphone, et ainsi de suite.

Les résultats ont montré que lorsque les participants étaient en mode multitâche, leur QI moyen chutait de manière drastique, presque comme s'ils avaient consommé de la drogue ou de l'alcool. Et pas juste une petite quantité, non : l'impact était comparable à celui d'une nuit entière passée à boire sans dormir.

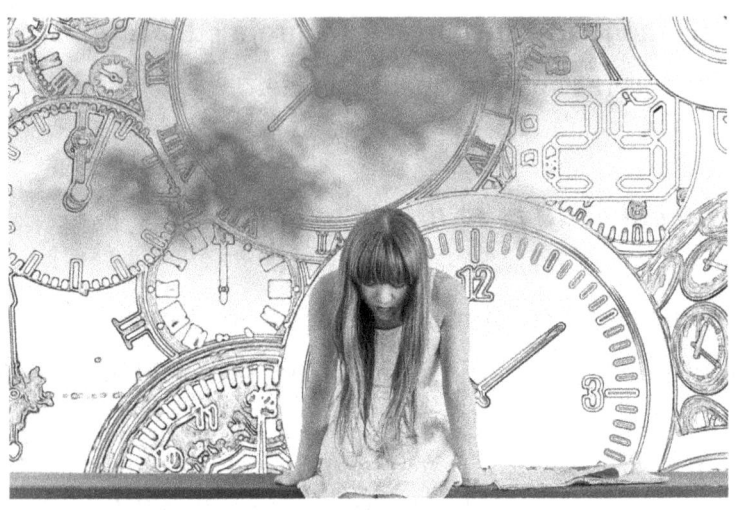

Encore plus troublant, les chercheurs ont constaté que le QI moyen des participants chutait au niveau de celui d'un enfant de huit ans.

En réalité, si vous tentez d'envoyer un e-mail important tout en faisant autre chose ou en étant distrait, autant laisser un enfant de huit ans l'écrire à votre place, car le résultat ne sera guère meilleur.

Le QI est une métrique souvent mal comprise et ne reflète pas l'intelligence globale d'une personne. En fait, la personne qui a initialement développé ce score l'avait conçu comme un outil pour évaluer le potentiel d'un enfant obtenant un score bas, signalant ainsi un problème dans son parcours éducatif (TalentSmart, 2019). Avec le temps, cette métrique a été mal interprétée et assimilée à un indicateur général d'intelligence.

Le QI fluctue en fonction de l'environnement dans lequel nous nous trouvons. Si vous êtes dans un lieu inconnu où personne ne parle une langue que vous comprenez, votre QI effectif sera à peu près équivalent à celui d'un tas de briques, même si vous avez un doctorat de la plus prestigieuse université rangé dans votre poche arrière.

Aujourd'hui, le QI peut être considéré comme une mesure du stress cognitif auquel notre cerveau est soumis. Plus votre esprit est détendu, meilleur est votre travail et plus vous paraissez intelligent.

Le multitâche ne se contente pas de faire baisser temporairement votre QI, il pourrait aussi endommager définitivement votre cerveau. Auparavant, les chercheurs pensaient que les effets négatifs du multitâche étaient temporaires. Cependant, de nouvelles études menées à l'Université du Sussex suggèrent que ces dommages pourraient être permanents (TalentSmart, 2019).

Les chercheurs ont découvert que les personnes qui pratiquent régulièrement le multitâche présentaient une densité cérébrale réduite dans le cortex cingulaire antérieur. Or, cette partie du cerveau est essentielle pour un autre facteur tout aussi important dans l'évaluation de notre intelligence : notre quotient émotionnel (EQ).

L'EQ est souvent relégué au second plan par rapport au QI, car il ne peut pas être quantifié par un simple chiffre, mais doit être observé. En termes simples, l'EQ mesure à quel point une personne est « en phase » avec une situation et son environnement.

Rire aux éclats lors d'un enterrement ou fondre en larmes de tristesse à l'annonce de la naissance du bébé de votre meilleur ami sont des exemples extrêmes d'un EQ presque inexistant.

Même s'il ne peut pas être mesuré, l'EQ influence la qualité de notre vie de nombreuses façons. En plus de favoriser ou d'entraver nos relations, il joue également un rôle clé dans notre réussite professionnelle. Des études ont montré que les cadres supérieurs possèdent des niveaux élevés d'EQ (TalentSmart, 2019).

L'implication est donc claire, et à vrai dire, c'est quelque chose que nous savons tous instinctivement : pour réussir dans la vie, il faut savoir s'entendre avec les autres.

Ce livre est-il soudainement devenu un guide sur la productivité ? Non, pas vraiment. Le point que j'essaie de faire passer ici est que votre mémoire est une capacité profondément innée et qu'elle doit être entretenue. Tout commence par la manière dont vous prenez soin de votre cerveau.

C'est pour cette raison que j'ai pris le temps de vous fournir une liste d'aliments bénéfiques pour le cerveau et d'aborder des aspects liés au mode de vie.

La vérité, c'est que notre cerveau a une capacité extraordinaire à retenir les informations. Souvenez-vous : biologiquement parlant, le cerveau ne peut pas vraiment oublier. Les informations peuvent être écrasées par de nouvelles, mais elles restent stockées en profondeur. Tout est une question de les révéler et de les faire remonter à la surface.

Prenez soin de votre cerveau. Les dommages à long terme causés par le multitâche constant vous affaiblissent et sont bien plus néfastes que le gain à court terme que vous procure la décharge de dopamine lorsque vous barrez une tâche de votre liste.

Alors, comment devriez-vous travailler ? Existe-t-il un modèle pratique à suivre pour être plus efficace tout en prenant soin de votre cerveau ? Absolument ! Découvrons-le ensemble.

Comment travailler efficacement

Il existe de nombreuses stratégies de travail, mais choisir celle qui préserve au mieux la santé de votre cerveau est une tâche délicate. La meilleure façon de réduire le bruit est tout simplement de revenir à ce que nous avons appris jusqu'ici :

Notre cerveau ne peut traiter qu'une seule tâche à la fois. Ainsi, votre stratégie de travail est simple : faites une chose à la fois. Cette méthode porte différents noms : deep work, monotasking, single-tasking, etc. Analysons ces concepts plus en détail.

La division du travail

Dire qu'il faut se concentrer sur une seule tâche à la fois est facile, mais l'appliquer en pratique est bien plus difficile. C'est là qu'intervient la solution de la division du travail. Il s'agit de réserver des périodes de temps spécifiques à l'exécution de tâches importantes, plutôt que de consacrer son énergie à des tâches secondaires comme trier des documents. Évidemment, tout commence par l'identification de vos priorités.

Il est nécessaire de classer votre liste de tâches en fonction de leur degré d'importance. Une méthode efficace pour y parvenir est la célèbre approche d'Eisenhower, qui repose sur une matrice permettant de hiérarchiser les tâches. Les facteurs pris en compte sont l'urgence et la non-urgence sur l'axe horizontal, ainsi que l'importance et la non-importance sur l'axe vertical.

Ce qui est important a un fort impact sur nos résultats, tandis que ce qui ne l'est pas en a un bien moindre.

	URGENT	NON URGENT
IMPORTANT	Maintenant ! À faire immédiatement !	Planifier Fixe-toi une échéance
NON IMPORTANT	Déléguer Qui peut le faire pour toi ?	Éliminer

Figure 2 : La Matrice d'Eisenhower

Ainsi, les tâches sur lesquelles il faut se concentrer en priorité sont celles qui sont à la fois urgentes et importantes, plutôt que celles qui ne sont ni urgentes ni importantes. Une fois que vous aurez établi une liste de cette manière, il deviendra assez évident quelles activités doivent être accomplies en mode monotâche.

Au début, cela peut être difficile. Vous êtes peut-être habitué à noter rapidement vos tâches sur papier, dans un ordre aléatoire, et à les rayer au fur et à mesure. Cette méthode vous oblige au contraire à faire une pause et à réfléchir réellement aux choses que vous devez accomplir. Avant toute chose, prenez donc un moment pour établir cette liste de manière consciente et réfléchie. Cette approche a également l'avantage de vous donner une meilleure idée du cadre dans lequel chaque tâche doit être réalisée.

Une fois votre liste terminée, il est essentiel de choisir un cadre de répartition. Dans son livre *Deep Work*, Cal Newport mentionne quatre cadres que vous pouvez utiliser pour organiser vos tâches (Newport, 2016) :

- **Philosophie monastique** : Se concentrer

constamment sur ses tâches.

- **Philosophie bimodale** : Diviser son temps en blocs de plusieurs mois, semaines ou une année afin de se focaliser sur des tâches importantes, tout en consacrant le reste du temps à des tâches moins prioritaires.

- **Philosophie rythmique** : Répartir sa journée entre un travail concentré et du multitâche.

- **Philosophie journalistique** : Travailler de manière focalisée chaque fois que son emploi du temps le permet.

Comme vous pouvez le constater, chaque approche a ses avantages et ses inconvénients.

La philosophie monastique porte bien son nom, car elle implique un isolement quasi permanent, avec pour règle par défaut de répondre "non" à toute distraction extérieure ne relevant pas directement de votre travail.

La philosophie bimodale est plus facile à appliquer, à condition d'en avoir la possibilité. Personnellement, j'apprécie de prendre plusieurs semaines, voire des mois, pour me concentrer sur une seule tâche. Je prévois régulièrement du temps pour m'isoler dans la nature, afin de travailler et de méditer sur un projet particulier qui me tient à cœur.

La philosophie rythmique est celle vers laquelle la plupart des gens s'orientent. Par exemple, consacrer les premières heures de la journée à la tâche la plus importante, tout en limitant les e-mails et les réunions à quelques heures dans l'après-midi.

Passer du temps en état de travail concentré et ininterrompu est la meilleure façon d'obtenir des résultats d'une qualité exceptionnelle.

Ne sous-estimez pas les premières heures de la journée, elles peuvent déterminer le cours de votre vie.

La dernière philosophie est une approche opportuniste qui ne conviendra pas à tout le monde. Par exemple, si une réunion est annulée, vous pouvez profiter de ce temps pour vous plonger profondément dans une tâche. Cependant, il semble que la plupart des gens utiliseraient plutôt ce créneau pour faire du multitâche, au lieu de prolonger leurs périodes déjà prévues de travail focalisé en monotâche.

Créer une routine

Lorsque vous débutez avec le monotâche, il est essentiel de procéder par petites étapes, comme pour toute nouvelle habitude. Planifiez de courtes sessions de travail ciblées et développez progressivement votre capacité de concentration.

L'un des aspects les plus intéressants du travail focalisé est que quinze minutes de concentration extrême équivalent à une heure de travail classique, surtout si vous êtes un adepte du multitâche.

Commencez donc par de courtes sessions de vingt-cinq minutes, puis accordez-vous une pause régénérante aussi longue que nécessaire. Je précise bien aussi longue que nécessaire, car au début, il se peut que vous ayez besoin de trente minutes ou plus pour récupérer. Il ne s'agit pas de se remettre d'un quelconque dommage, mais simplement du fait que votre cerveau doit s'adapter à cette nouvelle routine.

Une fois cette adaptation faite, vous pourrez vous contenter de pauses de cinq à dix minutes après une demi-heure ou une heure de travail concentré.

Votre lieu de travail focalisé joue un rôle essentiel. Le conseil que Newport donne dans son livre est de changer d'endroit de temps en temps, car cela procure au cerveau une dose de nouveauté (Adegbuyi, 2019). Comme nous l'avons vu, la nouveauté permet de garder l'esprit alerte, et modifier son environnement est l'un des meilleurs moyens d'y parvenir. Peut-être trouvez-vous votre bureau trop austère ? Essayez de convaincre votre supérieur de vous laisser travailler dans une salle de réunion ou même dans un café, si vous êtes du genre aventurier.

Fixez-vous une routine stricte pendant ces périodes de travail. Par exemple, vous ne boirez que de l'eau et non de la caféine, et vous ne consulterez ni ne répondrez aux messages sur votre téléphone. Naturellement, toutes les formes d'accès à Internet et aux réseaux sociaux doivent être évitées religieusement.

Lorsque vous débutez avec le monotâche, il est essentiel de procéder par petites étapes, comme pour toute nouvelle habitude. Planifiez de courtes sessions de travail ciblées et développez progressivement votre capacité de concentration.

L'un des aspects les plus intéressants du travail focalisé est que quinze minutes de concentration extrême équivalent à une heure de travail classique, surtout si vous êtes un adepte du multitâche.

Commencez donc par de courtes sessions de vingt-cinq minutes, puis accordez-vous une pause régénérante aussi longue que nécessaire. Je précise bien *aussi longue que nécessaire*, car au début, il se peut que vous ayez besoin de trente minutes ou plus pour récupérer. Il ne s'agit pas de se remettre d'un quelconque dommage, mais simplement du fait que votre cerveau doit s'adapter à cette nouvelle routine.

Une fois cette adaptation faite, vous pourrez vous contenter de pauses de cinq à dix minutes après une demi-heure ou une heure de travail concentré.

Votre lieu de travail focalisé joue un rôle essentiel. Le conseil que Newport donne dans son livre est de changer d'endroit de temps en temps, car cela procure au cerveau une dose de nouveauté (Adegbuyi, 2019). Comme nous l'avons vu, la nouveauté permet de garder l'esprit alerte, et modifier son environnement est l'un des meilleurs moyens d'y parvenir. Peut-être trouvez-vous votre bureau trop austère ? Essayez de convaincre votre supérieur de vous laisser travailler dans une salle de réunion ou même dans un café, si vous êtes du genre aventurier.

Fixez-vous une routine stricte pendant ces périodes de travail. Par exemple, vous ne boirez que de l'eau et non de la caféine, et vous ne consulterez ni ne répondrez aux messages sur votre téléphone. Naturellement, toutes les formes d'accès à Internet et aux réseaux sociaux doivent être évitées religieusement.

Souvent, ceux qui écoutent des nouvelles négatives finissent aussi par se plaindre. Pourtant, se plaindre n'est jamais une solution. Les plaintes sont nuisibles, aussi bien celles que nous exprimons que celles que nous subissons. Elles ont un impact négatif sur nos neurones et sur le fonctionnement de notre cerveau. Elles ne servent qu'à évacuer des états mentaux et émotionnels négatifs cachés, au détriment de ceux qui les subissent passivement.

Les plaintes activent le cortisol, l'hormone du stress, qui a des effets néfastes sur l'hippocampe, la région du cerveau impliquée dans les processus de mémoire, d'apprentissage et d'imagination. Cela réduit vos capacités de résolution de problèmes et influence également vos choix futurs.

Tenez-vous à l'écart des plaintes et ne vous plaignez pas. Je pense que vous ne serez pas ravi d'apprendre que ces plaintes, qu'elles soient entendues ou formulées, façonnent inconsciemment une réalité identique dans votre subconscient. Éloignez-vous donc de tout cela. Essayez d'établir une routine sans exposition à la négativité et sans plaintes. Se plaindre est une pure perte de temps et d'énergie, qui empêche votre cerveau de générer de nouvelles idées et solutions.

Les derniers points que je souhaite mentionner concernent l'importance de programmer du temps pour lire et réfléchir. Savez-vous qui est votre client le plus précieux ? C'est vous-même. Vendez-vous au moins une heure par jour. Vous devez consacrer du temps à votre propre développement personnel.

Il est essentiel de réfléchir au coût d'opportunité de cette heure. D'un côté, vous pouvez choisir de faire défiler les réseaux sociaux, lire quelques actualités en ligne et répondre à des e-mails, tout en faisant semblant d'avancer sur ce mémo qui devrait être au centre de votre attention. De l'autre, vous pouvez consacrer ce temps à vous améliorer réellement.

À court terme, il est plus agréable de ressentir la montée de dopamine provoquée par les e-mails et les réseaux sociaux en pratiquant le multitâche. Mais à long terme, investir du temps pour apprendre et progresser a un impact bien plus profond (Farnam Street, 2019).

Benjamin Franklin disait : "Un investissement dans la connaissance paie les meilleurs intérêts." Il connaissait la valeur de l'apprentissage continu. En réalité, presque toutes les personnes à succès dans le monde ont un point commun : elles lisent et s'éduquent chaque jour (Bryant, 2016).

"Devenez un autodidacte à vie grâce à une lecture vorace ; cultivez la curiosité et essayez de devenir un peu plus sage chaque jour."

Charlie Munger

Lisez pour acquérir de nouvelles connaissances, puis prenez le temps d'y réfléchir. Asseyez-vous calmement dans une pièce et réfléchissez aux aspects de votre vie. Concentrez-vous sur ce qui est important pour vous et sur ce que vous souhaitez accomplir.

Penser de manière profonde et ciblée est une forme de méditation qui constitue un excellent entraînement pour votre cerveau. Il n'est pas nécessaire d'y consacrer des heures ; même quinze minutes suffisent.

Vous vous sentirez mentalement revigoré et impatient de reprendre votre tâche. Cependant, ne faites pas l'erreur de planifier cette activité pendant une pause.

La réflexion ciblée demande un effort et un engagement intellectuel, il est donc préférable de l'intégrer au début de la journée, juste après le réveil, ou le soir avant de se coucher. Notre cerveau est particulièrement réceptif aux nouvelles idées à ces moments-là, alors profitez-en pleinement.

"Allez vous coucher plus intelligent que lorsque vous vous êtes réveillé."

Charlie Munger

Pratiquer un travail ciblé grâce au monotâche gardera votre cerveau en bonne santé et prêt à assimiler davantage d'informations. En d'autres termes, cela vous aidera à fonctionner plus efficacement, et la mémoire est l'une des capacités qui s'améliorera grâce à cela.

7. Cartographie Mentale

Souvent utilisées comme outil de productivité, les cartes mentales sont également un moyen fantastique de mémoriser des idées et des tâches complexes. La simplicité de cette technique est ce qui la rend si puissante. En plus de vous montrer comment créer des cartes mentales et comment elles améliorent votre productivité, je vous expliquerai aussi comment concevoir des cartes qui restent gravées dans votre mémoire, afin que vous n'ayez même plus besoin de vous référer au papier sur lequel elles ont été dessinées.

Images visuelles

Bien que chaque individu ait une manière

d'apprendre qui lui est propre, nous réagissons tous favorablement aux images visuelles. Qu'il s'agisse de vidéos ou de photos, les images peuvent transformer le processus d'apprentissage et de mémorisation. Lorsque vous repensez à vos souvenirs les plus chers, vous vous en souvenez à travers des images marquantes qui vous ont marqué et les émotions qu'elles ont suscitées.

Bien qu'il soit un peu difficile de générer des émotions avec des cartes mentales, il est possible d'exploiter leur aspect visuel pour améliorer votre capacité à retenir les informations. Les cartes mentales sont souvent utilisées comme un outil d'organisation pour décomposer des idées et des tâches complexes. Par exemple, au début d'un nouveau projet au travail, le chef de projet crée souvent une carte mentale afin de visualiser les différentes problématiques à traiter et celles qui pourraient survenir.

Les cartes mentales permettent également de structurer des idées et des pensées abstraites en les rendant plus concrètes, simplement en les obligeant à être couchées sur papier. L'écriture est un outil d'apprentissage extrêmement puissant et est retenue par notre cerveau beaucoup plus rapidement que la saisie au clavier ou toute autre forme d'enregistrement d'informations (Wax, 2019). La meilleure façon d'apprendre quelque chose le plus rapidement possible est d'infuser une dimension émotionnelle dans l'information, puis de l'écrire.

Même si j'ai déjà abordé les cartes mentales dans le premier livre de cette série, je trouve opportun d'approfondir le sujet. Prenons donc un moment pour mieux comprendre ce qu'elles sont et comment elles peuvent être utilisées.

Qu'est-ce qu'une carte mentale ?

Les cartes mentales sont des outils visuels créés par une personne, plutôt qu'une liste linéaire d'idées. Le concept de la carte mentale a été introduit pour la première fois par le psychologue britannique Tony Buzan dans son livre *How to Mind Map* (Buzan et Buzan, 1996). Dans cet ouvrage, Buzan suggérait que la création d'images associées à une tâche donnée faisait plus de sens que l'élaboration d'une liste linéaire, car la plupart des problèmes sont de nature complexe et itérative.

Cela signifie que de nombreux problèmes ne suivent pas un processus de résolution étape par étape. Au contraire, il est souvent nécessaire de revenir sur certaines étapes et de les refaire, même en l'absence d'erreur initiale. Ce phénomène est particulièrement fréquent au début d'une nouvelle activité, lorsque le chemin à suivre n'est pas clairement défini et doit être construit au fur et à mesure.

Penser de manière itérative, c'est-à-dire adopter un processus permettant de revisiter les étapes précédentes, devient difficile lorsqu'on se limite à une liste. Une liste enferme notre esprit dans un schéma de pensée linéaire, réduisant ainsi notre capacité à appréhender l'ensemble du problème. De plus, Buzan suggérait que ce mode de pensée nous éloignait de notre créativité (Buzan, 1996).

Depuis, cette affirmation a été remise en question. Toutefois, selon la théorie de Buzan, la pensée linéaire nous obligeait à mobiliser nos compétences analytiques, sollicitant ainsi uniquement l'hémisphère gauche du cortex préfrontal, qui était considéré comme la partie du cerveau responsable de l'organisation et de l'analyse. En comparaison, l'hémisphère droit était perçu comme la source de la créativité et, selon les études de l'époque, il semblait être une sorte de *hippie* en raison des qualités qui lui étaient attribuées (Buzan et Buzan, 1996).

Buzan a suggéré que la création d'images visuelles impliquait à la fois l'hémisphère droit, associé à la créativité, et l'hémisphère gauche, lié à l'analyse, lorsqu'il s'agissait d'aborder un problème. Cela permettait ainsi d'attaquer la question sous des angles nouveaux. Bien que sa théorie sur la distinction entre hémisphère droit et hémisphère gauche ait été remise en question, les idées de Buzan restent néanmoins pertinentes (Buzan et Buzan, 1996).

Des études récentes montrent que la dichotomie entre "hémisphère droit" et "hémisphère gauche", bien qu'ayant une certaine validité, est en réalité trop simpliste, incomplète et imprécise (Lucarelli, 2015).

Il n'est pas simple de décrire ce qui se passe dans notre cerveau lorsque nous réfléchissons, traitons des stimuli sensoriels, planifions ou exécutons des actions motrices. Toutefois, nous savons que plusieurs zones des différents lobes (frontal, pariétal, temporal et occipital) sont activées simultanément dans les deux hémisphères (Lucarelli, 2015). Le cerveau ne fonctionne donc pas en isolation hémisphérique, mais plutôt comme une équipe.

Il ne fait cependant aucun doute que lorsque nous appliquons des processus analytiques à une activité, nous avons tendance à adopter des schémas de pensée analytiques, ce qui réduit temporairement l'expression de notre côté créatif. La carte mentale permet de lever cet obstacle entre les différents processus cognitifs.

Les cartes mentales sont dessinées à la main sur une feuille de papier, avec le problème à résoudre placé au centre. Vous pouvez les imaginer comme quelque chose de similaire à la figure 2.

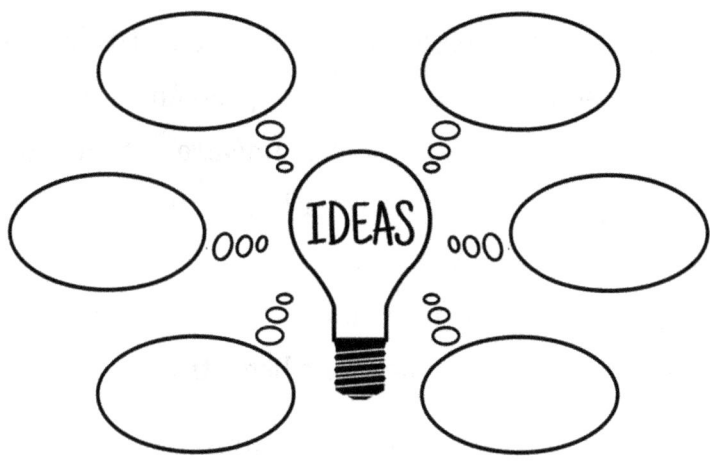

Figure 2 : Un exemple de carte mentale

Dans la figure 2, l'ampoule au centre contient le mot idées, mais vous pourriez la remplacer par le problème que vous avez à traiter. Et au cas où vous vous poseriez la question, il n'est pas nécessaire de dessiner une ampoule. Il suffit de tracer un cercle, d'y inscrire l'essence de votre problème ou votre mot-clé, puis de créer des connexions avec d'autres nuages de pensée.

Vous pouvez avoir autant de nuages de pensée que vous le souhaitez. Les connexions peuvent se faire entre l'idée centrale et les nuages, mais aussi entre les nuages eux-mêmes. L'objectif est d'être le plus large possible. Les solutions aux problèmes ne nous parviennent pas de manière linéaire, et la carte mentale permet de contourner la difficulté liée à leur organisation. Une fois votre carte mentale créée, il devient beaucoup plus facile de synthétiser les informations sous forme d'une liste structurée.

Grâce à sa nature visuelle, il est aussi très simple de désigner certaines idées comme étant plus importantes que d'autres ou d'établir un ordre de priorité relatif. La force du lien entre l'idée centrale et un nuage de pensée indique son importance. En d'autres termes, il suffit de tracer une ligne plus épaisse pour les idées les plus importantes et plus fine à mesure que leur priorité diminue. Vous pouvez également utiliser des stylos de différentes couleurs si nécessaire ; le choix vous appartient entièrement. Après tout, c'est votre carte !

Pourquoi les cartes mentales fonctionnent-elles ?

Pour comprendre pourquoi les cartes mentales sont si efficaces, nous devons revisiter nos vieux amis : le chunking (segmentation) et l'association. Rappelez-vous que votre cerveau préfère traiter les informations par petits morceaux plutôt qu'en un seul bloc, et qu'il les retient mieux lorsqu'elles sont associées à quelque chose qu'il connaît déjà.

Non seulement il mémorise mieux, mais il comprend également mieux le nouveau concept. La compréhension joue un rôle essentiel dans la formation des souvenirs, car l'apprentissage par cœur, ou la mémorisation brute, a ses limites. Cela illustre bien la différence entre la mémoire à court terme et la mémoire à long terme. Nous avons vu précédemment dans ce livre que la mémoire à court terme dépend des stimuli sensoriels pour être retenue, tandis que la mémoire à long terme repose sur l'émotion et l'association.

La mémorisation fait partie intégrante du processus

d'apprentissage. Ainsi, écouter simplement les mêmes mots en boucle vous aidera à les retenir, mais seulement pour une courte durée. En revanche, les comprendre en les associant à des informations préexistantes vous permettra de les assimiler véritablement.

Nous pouvons supposer que cette méthode associative de pensée est de nature radiante. Autrement dit, elle n'est pas linéaire et s'étend simultanément dans plusieurs directions. Après tout, c'est ainsi que fonctionnent les associations. Par conséquent, la carte mentale reproduit exactement la manière dont notre cerveau apprend et mémorise, ce qui rend le processus de compréhension et de transcription des idées sur papier beaucoup plus fluide et naturel.

Les cartes mentales sont en effet un outil d'apprentissage recommandé aux étudiants, en particulier à ceux qui poursuivent des études de niveau supérieur. Une étude menée en 2010 a révélé que les étudiants en médecine utilisant des techniques de cartographie mentale étaient capables de retenir les informations avec une précision supérieure de 10 % par rapport à leurs camarades qui ne les utilisaient pas.

Les cartes mentales aident également les enfants à mémoriser les mots plus efficacement que les listes (Buzan et Buzan, 1996). De plus, une autre étude a montré que ce n'est pas seulement la mémoire à long terme qui bénéficie du processus de chunking inhérent aux cartes mentales, mais aussi la mémoire de travail à court terme (Buzan et Buzan, 1996).

Enfin, et ce n'est pas négligeable, les cartes mentales offrent un moyen ludique et créatif d'impliquer davantage les jeunes dans un sujet. Elles leur permettent de visualiser et de créer leurs propres images, plutôt que de se contenter de lire un bloc de texte monotone sur une feuille de papier.

Alors, les cartes mentales sont-elles parfaites ? Pas exactement.

Inconvénients

Récemment, les cartes mentales ont été dépouillées de toute nuance et présentées comme une solution miracle à tous les problèmes de mémorisation et d'apprentissage. Or, ce n'est tout simplement pas vrai.

Cette technique ne conviendra pas à ceux qui ont une nature extrêmement logique et préfèrent travailler de manière linéaire. Certes, il existe très peu de personnes dans le monde qui pensent ainsi, mais elles existent bel et bien. Si vous en faites partie, ces cartes mentales risquent en réalité de nuire à votre réflexion et à vos processus créatifs.

La clé est de comprendre que chacun apprend différemment. Pour certaines personnes, les cartes mentales peuvent provoquer de véritables moments d'illumination et transformer leur façon de penser ; pour d'autres, elles n'apporteront qu'une amélioration marginale. Enfin, certaines personnes pourraient même voir leur créativité et leur productivité diminuer en les utilisant. Nous ne sommes pas tous identiques, et c'est ce qui fait la richesse de notre espèce.

De plus, il y a une tendance à considérer la pensée linéaire comme un mode de raisonnement statique et dépassé. C'est une simplification excessive qui ne reflète pas la réalité. Certes, la linéarité ne nous aide pas toujours au début d'un projet, mais une fois qu'un squelette de plan est en place, c'est bien elle qui nous donne une direction.

Voyons les choses ainsi : lorsque de nombreuses idées se bousculent et s'entrelacent dans votre esprit, la carte mentale est votre meilleur allié. En revanche, si vous savez déjà comment ces idées sont reliées entre elles et que vous êtes en mesure de les organiser, alors une liste sera la solution la plus efficace.

Pour donner un exemple concret, supposons que vous vous réveilliez et réalisiez que vous avez un certain nombre de choses à faire dans la journée. Il est alors nécessaire d'établir des priorités, et une bonne liste linéaire vous aide à y voir plus clair.

Le dernier inconvénient des cartes mentales est qu'elles ont tendance à être extrêmement personnelles. Ce que je veux dire, c'est qu'il s'agit d'une représentation visuelle de votre propre pensée. En tant que telle, utiliser une carte mentale dans un environnement de groupe peut poser quelques problèmes, bien que, dans certains cas, cela puisse aussi être un véritable atout. Tout dépend des membres du groupe.

Chacun apportera probablement une perspective nouvelle. Il est donc essentiel de trouver un équilibre entre le travail individuel et le travail de groupe. Il faut parvenir à une harmonie entre les points de vue, le langage, les expériences, les motivations, les objectifs, les outils, les émotions, la sensibilité, les compétences et les connaissances de chaque participant.

Ainsi, dans un contexte collaboratif, comme l'élaboration d'une feuille de route pour un projet, il est préférable de travailler d'abord individuellement ou en petit groupe de trois personnes maximum partageant une vision similaire, puis de formaliser une liste structurée.

Faciliter la mémorisation

La première étape pour créer une carte mentale consiste à prendre une feuille de papier ou un tableau. Il existe des logiciels qui peuvent vous aider à générer des cartes mentales, mais je vous conseille de ne les utiliser que si vous planifiez quelque chose qui n'a pas besoin d'être mémorisé. Pour favoriser la mémorisation, il est préférable d'écrire à la main, en mettant la plume sur le papier.

À propos des stylos, il n'est pas nécessaire de se limiter à un simple stylo. Utilisez des crayons de couleur, des feutres, de l'encre de différentes teintes, tout ce qui vous vient à l'esprit. L'essentiel est de rendre l'impact visuel de la carte mentale aussi fort que possible.

Commencez par dessiner un cercle au centre de la page et écrivez à l'intérieur le concept ou le nom de votre idée/problème.

Vous pouvez associer à cette idée un symbole visuel, qui peut être n'importe quoi que vous pouvez dessiner. Rappelez-vous, cela n'a pas besoin d'avoir du sens pour quelqu'un d'autre que vous. Ainsi, si vous essayez de mémoriser une série de faits historiques ou un arbre généalogique, et que pour vous, une boussole représente votre arrière-grand-père, alors allez-y.

Ensuite, faites un brainstorming sur les idées et les pensées associées à ce concept central.

Un certain nombre d'entre elles apparaîtront dans votre esprit. Si vous n'avez aucune idée, parce que le sujet vous est totalement inconnu, faites quelques recherches et lisez un peu à ce propos. Il n'est pas nécessaire d'approfondir, mais simplement d'avoir une idée générale du sujet et de la manière dont il peut s'appliquer à votre public.

Au début, vous vous retrouverez à rédiger un petit résumé des idées, mais au fur et à mesure que vous avancerez, essayez de ne noter que les mots-clés pour chaque idée, comme expliqué dans le chapitre correspondant de ce livre. Vous devriez maintenant avoir environ quatre ou cinq idées associées au sujet central. Certaines de ces idées seront plus pertinentes pour votre public ou pour vous-même que d'autres. Reliez ces idées au concept central avec un trait épais ou tout autre élément visuel indiquant une forte connexion. Vous pouvez également donner à l'idée associée un contour marqué et bien défini.

Ensuite, approfondissez cette idée reliée. Il est fort probable qu'elle se ramifie en plusieurs sous-idées, et vous leur appliquerez le même traitement que celui réservé aux idées principales. Donnez-leur leurs propres petites bulles de pensée et reliez-les en fonction de leur importance et de leur pertinence.

Ainsi, explorez toutes les idées associées dans votre schéma et développez chacune d'elles en identifiant leurs ramifications et en précisant leurs liens entre elles. Assurez-vous que chaque connexion visuelle est claire afin que, d'un simple coup d'œil, vous puissiez comprendre les relations entre les éléments. Utilisez les couleurs pour renforcer cet effet.

Enfin, recherchez d'éventuelles connexions transversales entre les idées. Il y aura très probablement des correspondances entre certains thèmes. Reliez-les de manière appropriée en partageant une bulle ou en traçant une ligne entre les idées concernées. Relisez votre schéma et apportez les ajustements que vous jugez nécessaires.

Cette image finale est votre carte mentale : une représentation radiale de toutes vos idées sur le sujet. C'est beau, n'est-ce pas ? Mais l'objectif n'est pas d'en faire une œuvre d'art, il s'agit plutôt de pouvoir ancrer cette image dans votre mémoire visuelle. Les premières fois, vous aurez du mal à vous rappeler certains détails.

Cependant, avec la pratique, vous serez bientôt capable de mémoriser des ensembles entiers d'idées et pourrez vous référer instantanément à votre carte mentale pour comprendre où elles s'intègrent dans votre schéma de pensée.

En réalité, votre carte mentale est le reflet même du réseau neuronal que vous êtes en train de créer dans votre cerveau.

Conseils et astuces

Les cartes mentales sont un excellent outil lorsqu'elles sont bien utilisées, mais leur principal écueil réside dans l'idée que certaines personnes se font d'elles-mêmes : elles pensent ne pas être assez créatives pour dessiner quelque chose sur papier. Cette croyance vient du mythe selon lequel une carte mentale doit être esthétiquement belle. Mais voyez-vous, ici, l'objectif n'est pas de rivaliser avec Raphaël dans le panthéon artistique. Peu importe si votre dessin est maladroit ou peu élégant.

Votre carte mentale est la vôtre, et elle doit le rester. Créez ce qui a du sens pour vous, et ne vous arrêtez pas tant que vous ne l'avez pas fait plusieurs fois. Vous verrez que la répétition vous sera d'une grande aide, et la qualité de ce que vous produirez vous surprendra à mesure que vous progresserez.

Une autre bonne idée consiste à créer vos cartes mentales dans des environnements qui vous inspirent ou qui vous procurent calme et sérénité. Par exemple, si vous vous promenez sur la plage au coucher du soleil, si vous montez sur une colline ou que vous vous trouvez dans un autre cadre naturel, pourquoi ne pas emporter un carnet et un crayon avec vous ? Griffonnez lorsque vous en avez l'occasion. Être en pleine nature apaise l'esprit et le rend plus réceptif aux idées et aux souvenirs.

Rappelez-vous qu'il s'agit d'un processus créatif. Vous ne savez peut-être pas selon quelle logique fonctionne votre mécanisme créatif, ni même s'il en suit réellement une. Tout ce que vous devez savoir, c'est qu'il est là, et qu'il n'existe que pour vous aider. Alors, mettez votre esprit rationnel de côté et laissez-le faire son travail.

Vous découvrirez souvent qu'en créant des cartes mentales, si vous vous laissez suffisamment aller, vous finirez par voir un autre cercle remplacer celui d'origine comme idée centrale.

C'est une bonne chose. Cela peut ne pas vous sembler logique pour l'instant et peut même paraître absurde, mais je vous assure qu'avec un peu plus d'exploration, cela prendra tout son sens. Ce genre de choses n'arrive pas par hasard, et vous vous retrouverez souvent à tomber sur de grandes idées de cette manière.

Rappelez-vous d'utiliser des symboles visuels aussi évocateurs que possible. Une bonne astuce consiste à appliquer les principes de la méthode du ridicule, comme mentionné précédemment. Créez des images aussi absurdes que possible. Peut-être essayez-vous de dessiner un éléphant qui finit par ressembler à un navet ? Parfait ! L'éléphant-navet devient votre symbole visuel ! Vous ne pourrez absolument pas l'oublier, surtout après avoir ri de votre propre dessin.

Utilisez des couleurs et des nuances pour mettre en valeur vos idées, mais ne cherchez pas à réaliser une œuvre d'art. Ce n'est pas l'objectif. Rendez-la percutante, et une fois que vous y avez associé un certain impact émotionnel, passez à autre chose.

Expérimentez aussi avec les formes de vos bulles de pensée : par exemple, donnez une forme circulaire aux plus importantes et une forme carrée aux moins essentielles, et ainsi de suite.

Enfin, et ce n'est pas le moins important, éliminez toute forme de distraction pendant l'exercice. Pas d'e-mails, pas de messages, pas d'appels téléphoniques, pas d'Internet, rien de tout cela. Juste vous, vos pensées et votre feuille de papier.

Comme je l'ai dit précédemment, il existe d'excellents logiciels qui peuvent vous aider à créer des cartes mentales. Lorsqu'ils sont utilisés comme outils pédagogiques ou comme supports, ils sont très efficaces. Cependant, lorsqu'il s'agit de développer des idées personnelles, il est préférable d'utiliser du papier et un stylo.

L'objectif est de personnaliser la carte mentale autant que possible, et rien n'est plus personnel que quelque chose que vous créez à la main.

8. Exploiter l'Esprit Subconscient

Nos cerveaux sont des entités incroyablement complexes. D'un côté, ils peuvent être divisés en sections biologiques, comme l'amygdale, le cortex préfrontal, et ainsi de suite ; d'un autre côté, ils peuvent aussi être segmentés en fonction des fonctions que chaque partie accomplit.

Enfin, notre cerveau peut également être classé en fonction des types de pensée. Ce que je veux dire par là, c'est que, quelle que soit l'origine d'une pensée, notre cerveau fonctionne à plusieurs niveaux. Dans le langage courant, nous nous référons à ces niveaux comme étant l'esprit conscient, l'esprit subconscient et, parfois, une troisième catégorie, l'inconscient.

Observer la question de l'amélioration de la mémoire à travers le prisme du subconscient peut sembler un peu déroutant. Ce chapitre ouvrira vos yeux – et votre esprit – au pouvoir du subconscient et de l'inconscient, ainsi qu'aux méthodes permettant d'améliorer significativement votre mémoire.

Mais avant cela, nous devons plonger plus profondément et comprendre la nature de nos esprits.

Esprit et Cerveau

Les termes esprit et cerveau sont souvent utilisés de manière interchangeable, à tort. Je tiens à établir une distinction claire entre ces deux notions.

Le cerveau désigne l'organe biologique, et dans ce chapitre, toute fonction biologique sera évoquée en utilisant ce terme. Par exemple, si je parle des zones activées lorsqu'on rit, je les désignerai comme des zones du cerveau.

L'esprit, en revanche, est un concept plus complexe

qui peut mener à une réflexion d'ordre spirituel. Une telle digression est inévitable, mais je promets de la limiter au strict nécessaire. L'esprit désigne simplement l'ensemble des activités cognitives de tout être vivant.

Ces pensées incluent non seulement celles que vous possédez consciemment, mais aussi celles qui surgissent dans certaines situations. Même les pensées qui bloquent votre réflexion ou qui vous pèsent font partie de votre esprit.

Lorsque nous parlons de l'esprit subconscient, inconscient et conscient, nous faisons référence à l'esprit et non au cerveau. L'esprit est un sujet vaste, qui influence pratiquement tous les aspects de votre vie à travers votre mentalité.

La mentalité est un ensemble complexe d'idées, de croyances, d'opinions et de représentations mentales ; c'est une manière spécifique de concevoir, de comprendre, de ressentir et de juger la réalité.

Selon mes études en psychologie primordiale, la mentalité est étroitement liée à notre perception de la réalité. Elle repose sur un ensemble de croyances et de réseaux neuronaux dans le cerveau, qui s'activent dans certaines situations. Lorsqu'un déclencheur est activé par des informations sensorielles, le réseau neuronal correspondant dans notre cerveau entre en action. Cela génère des pensées spécifiques qui nous poussent à agir en fonction de notre mode de pensée.

L'Esprit Conscient

L'esprit conscient comprend les processus dont nous sommes conscients, tels que la pensée, l'intuition, la raison, la mémoire et la volonté.

En ce moment même, alors que vous lisez ce livre, vous êtes conscient des mots que vous voyez et de leur signification. Vous formez également vos propres pensées en réponse à ces mots et, dans une certaine mesure, vous pouvez les modifier et les contrôler.

Cette partie de votre esprit ne représente pourtant que 5 % de l'ensemble de vos pensées, bien qu'elle occupe une part considérable de votre conscience. Sigmund Freud comparait l'esprit conscient à la pointe de l'iceberg, cette infime partie qui émerge au-dessus de l'eau.

L'esprit conscient est sans doute la partie la plus intelligente de l'esprit, car il possède le pouvoir de la logique et du raisonnement. Il a la capacité de rejeter ou de former des idées. Bien que l'esprit conscient ait une certaine capacité créative, ce n'est pas sa fonction principale. En un mot, on pourrait définir sa fonction comme étant la rationalité.

Dans n'importe quelle situation, aussi chargée émotionnellement soit-elle, nous avons le pouvoir de concentrer notre esprit conscient sur un raisonnement logique et d'élaborer des solutions.

En raison de son inclination rationnelle, l'esprit conscient est souvent limité lorsqu'il s'agit de projets créatifs. Cela ne signifie pas que les artistes ou les professionnels des domaines artistiques ont un esprit conscient moins développé, bien au contraire. C'est simplement que la majeure partie de leur travail n'est pas produite par l'esprit conscient.

En réalité, presque tout le monde fonctionne de la même manière lorsqu'il s'agit d'exécuter une tâche. Par exemple, lorsqu'un batteur de baseball doit frapper une balle, il ne prend pas le temps de l'analyser, de calculer sa vitesse ou sa trajectoire. Il ne sort pas non plus un rapporteur pour mesurer l'angle de chute et la façon dont le lanceur relâche la balle. Au lieu de cela, il utilise simplement ses yeux et réagit.

Cela met en évidence un point fondamental : l'esprit conscient est la première étape de tout apprentissage.

Lorsque le batteur a pris une batte pour la première fois, il était très loin du niveau de compétence qu'il possède aujourd'hui en tant que professionnel de la Major League. Au départ, il portait une attention méticuleuse à chaque mouvement, il devait apprendre à identifier les gestes du lanceur, la trajectoire de la balle, et ainsi de suite.

Le point essentiel à retenir ici est que son esprit conscient n'a rien stocké en lui-même. Il s'est contenté de transmettre les informations et de les oublier immédiatement après. La fois suivante, lorsqu'il a vu une trajectoire de balle qu'il avait déjà analysée, il n'a pas tiré cette information de son esprit conscient. Il a reçu ce souvenir d'ailleurs, ne se concentrant que sur l'acte de frapper la balle. Une fois cette action accomplie, l'esprit conscient s'est effacé.

Mais où a-t-il transmis ces informations ?

L'Esprit Subconscient

Pour revenir à l'analogie de l'iceberg du docteur Freud, l'esprit conscient ne faisait que transmettre les informations sous la surface, vers les 95 % restants de l'esprit du batteur. Cette partie majoritaire correspond à l'esprit subconscient, qui est responsable de l'écrasante majorité de nos pensées et de nos actions.

Lorsqu'il s'agit de techniques d'apprentissage, dont la mémorisation est une composante essentielle, l'esprit subconscient est la partie la plus importante. Tout comme la mémoire de travail transfère les informations vers la mémoire à long terme, l'esprit conscient fait de même et transfère les leçons apprises à l'esprit subconscient.

Cela signifie-t-il que l'esprit conscient est équivalent à la mémoire de travail ? Eh bien, pas exactement.

Alors que la mémoire de travail concerne uniquement les éléments retenus ou temporairement stockés, l'esprit conscient et l'esprit subconscient déterminent si un souvenir sera réellement mémorisé ou non.

Par exemple, si une leçon particulière déclenche une réaction émotionnelle douloureuse, votre subconscient en informera votre esprit conscient, et vous ne mémoriserez tout simplement pas cette information.

Reprenons l'exemple du joueur de baseball :

Si, lors d'un match, il est violemment frappé au visage (ou ailleurs) par la balle, il y a peu de chances qu'il apprenne à mieux anticiper les signaux. Pourquoi ? Parce que son subconscient l'en empêchera.

Dans ce cas, non seulement il ne retiendra pas la leçon, mais son subconscient pourrait même l'empêcher de bouger sa batte en lui envoyant des messages de peur à son esprit conscient. Il risque alors de se figer et de bloquer totalement son mouvement.

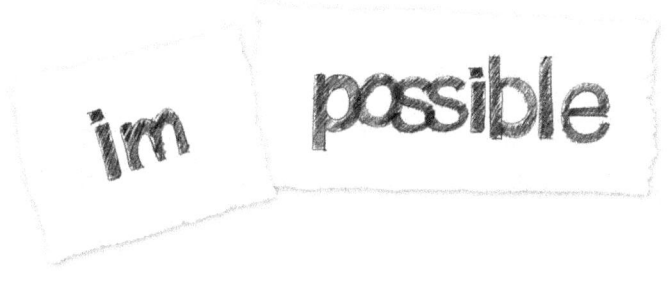

L'esprit subconscient joue donc un rôle immense dans notre capacité à mémoriser et à apprendre.

Ce qui complique les choses, c'est que nous n'avons pas d'accès direct à notre subconscient. Nous n'avons tout simplement pas conscience de ce qui s'y trouve.

Nous pouvons consciemment nous considérer comme d'excellents danseurs, mais si notre subconscient est convaincu du contraire, alors nous serons mauvais en danse, peu importe nos efforts d'apprentissage ou la qualité de notre professeur.

J'espère que vous comprenez où je veux en venir.

Vous devriez toujours garder à l'esprit cette citation de Henry Ford :

"Que vous pensiez être capable ou ne pas être capable, dans les deux cas, vous avez raison."

Le subconscient est l'endroit où sont stockées nos croyances.

Si vous abordez l'amélioration de votre mémoire en étant convaincu que vous avez une mauvaise mémoire, alors aucune technique ne pourra vous aider. Il n'existe pas de mauvaise mémoire – c'est ce que j'ai souligné tout au long de ce livre. Vous, comme tout être humain sur cette planète, avez la capacité de retenir tout ce que vous souhaitez. Vous n'êtes pas mauvais en mémorisation, vous n'êtes simplement pas entraîné.

C'est également la raison pour laquelle j'ai défini la mémoire comme une compétence, et non comme une qualité innée ou un trait de personnalité. Une compétence peut être apprise et développée. Un trait de personnalité, en revanche, est beaucoup plus vague et difficile à définir. Prenons un exemple : comment devient-on moins impulsif ? Si quelqu'un vous posait cette question, il serait difficile d'apporter une réponse claire. À l'inverse, si quelqu'un vous demandait comment améliorer ses capacités de lecture, vous pourriez proposer un chemin précis avec des exercices concrets. C'est toute la différence : une compétence peut être entraînée, un trait de personnalité est plus abstrait.

Si vous considérez l'amélioration de la mémoire comme un trait hérité ou génétique, c'est probablement parce que vous n'avez jamais expérimenté à quel point votre mémoire peut s'améliorer avec quelques exercices simples.

C'est la raison pour laquelle le deuxième livre de cette série est entièrement consacré à l'entraînement de la mémoire et du cerveau.

C'est aussi la raison pour laquelle j'ai inclus, dans ce livre, certains exercices et jeux de mémoire. Une fois que vous les aurez pratiqués, vous ferez vous-même l'expérience d'une mémoire renforcée grâce à quelques techniques simples.

Une fois que cela se produit, ta conviction, qui est liée à ton cerveau et produit la pensée subconsciente dans ton esprit – celle relative à ton incapacité à améliorer ta mémoire – s'affaiblit un peu. C'est là qu'intervient la répétition. Répète inlassablement le message selon lequel tu peux améliorer ta mémoire, car c'est une compétence qui construira un nouveau réseau neuronal et désactivera simplement l'ancien. La manière d'y parvenir est de continuer à pratiquer les exercices de développement de la mémoire présentés dans ce livre ainsi que dans les deux autres ouvrages de cette série.

Tes croyances intrinsèques sont la raison pour laquelle tu n'as peut-être constaté aucune amélioration de tes capacités mémorielles, même si tu as essayé toutes sortes de jeux et d'astuces par le passé. Ou bien, comme c'est beaucoup plus courant, tu as peut-être observé des progrès, mais tu as fini par abandonner et connu une régression. Peut-être es-tu devenu paresseux ou n'as-tu tout simplement plus eu envie de continuer. Pourquoi penses-tu que cela s'est produit ?

C'était simplement ton subconscient qui imposait les anciennes croyances sur les nouvelles, et ton cerveau qui activait l'ancien réseau neuronal à la place du nouveau. Ainsi, tu es retombé dans tes anciens schémas. Tant que cette croyance restera ancrée dans ton esprit subconscient, tu ne verras pas d'amélioration durable.

Voici un test simple : avec les exercices que je t'ai présentés dans ce livre et les techniques comme le chunking, la méthode des associations, le pegging, etc., penses-tu qu'il te soit possible d'entrer dans une salle remplie de personnes – disons une centaine – de mémoriser tous leurs noms et prénoms, puis de les réciter à tous à la fin de la soirée ?

Penses-tu que c'est impossible ? Cela te semble-t-il improbable ? Très bien, essayons plutôt ceci : avec une pratique continue, un entraînement adéquat, de la discipline et un peu de talent, il est possible qu'un jeune finisse par jouer en Serie A. Cette affirmation ne te semble pas improbable, n'est-ce pas ? Et pourtant, la précédente t'a semblé l'être. Pourquoi donc ? Je parle pourtant de la même chose : le développement des compétences.

Quelles sont tes croyances concernant l'amélioration de la mémoire à la lumière de ces affirmations ?

Pendant que tu lisais ces phrases, une petite voix dans ta tête t'a probablement murmuré : « C'est possible pour les autres, mais pas pour moi. » Il s'agit d'un petit sous-ensemble intéressant de ton esprit subconscient, que nous allons maintenant examiner.

Esprit Inconscient

L'esprit inconscient est un sujet extrêmement intéressant. L'opinion est partagée quant à savoir s'il existe en tant qu'entité distincte ou s'il constitue un sous-ensemble de l'esprit subconscient (Hanson et Mendius, 2009).

La nature exacte de cette distinction ne nous concerne pas directement. Ce qui nous intéresse davantage, ce sont les fonctions de cette partie de notre esprit. L'esprit inconscient est cette part de nous qui a enregistré toutes les données qui ne sont pas immédiatement accessibles à notre conscience, mais qui sont stockées et forment un recueil de nos croyances sur nous-mêmes, déterminant en grande partie ce que nous sommes.

Qui sommes-nous ? Comment sommes-nous ? Qu'est-ce que le « moi » ? Si l'esprit subconscient détermine tout ce qui se produit dans notre réalité, alors l'inconscient est à l'origine de nombreuses croyances qui existent dans l'esprit subconscient.

Nos identités et notre perception de nous-mêmes se forment dès le plus jeune âge et, à moins de vivre des expériences traumatisantes plus tard dans la vie ou de subir une lésion cérébrale grave, elles restent pratiquement inchangées (Hanson et Mendius,

2009). Cela ne signifie pas que notre image de nous-mêmes ne change jamais. Avec le temps, une nouvelle nuance s'ajoute à mesure que nous vieillissons et comprenons mieux les choses. Toutefois, les fondements profonds de notre personnalité se forment avant l'âge de sept ans, et c'est à travers ce prisme que nous percevons tout ce qui nous entoure.

Ainsi, si tu as grandi dans un environnement où le monde académique était privilégié par rapport au sport, tu finiras par croire qu'une carrière sportive ne pourra jamais être quelque chose de sérieux. Pour soutenir cette image de toi-même, tu développeras d'autres croyances au sein de ton subconscient. Par exemple, tu pourras être convaincu que le baseball est dangereux et peut causer des blessures au visage.

Tes actions s'aligneront sur cette croyance, et devine ce qui se passera ? Tu recevras une balle de baseball en plein visage, et cela ne fera que renforcer ta conviction.

Notre perception de la réalité façonne nos croyances. Ces croyances influencent nos actions, et nos actions déterminent nos résultats. Nos croyances sont modelées par l'image que nous avons de nous-mêmes. C'est pourquoi il ne suffit pas de modifier quelques croyances en surface pour opérer un changement durable. Il est essentiel d'aller en profondeur et de transformer réellement son image de soi et la perception que l'on a de qui l'on est.

C'est principalement mon domaine d'expertise : je renforce l'esprit des gens grâce, entre autres, à une reprogrammation mentale. La plupart des programmes de reprogrammation mentale échouent parce qu'ils sous-estiment le rôle crucial du renforcement mental. Mais heureusement, c'est précisément là où je me spécialise. J'aide les personnes à développer leur potentiel mental en un minimum de temps.

J'étudie l'esprit depuis 2003 et, au fil des années, j'ai mis au point un protocole basé sur des stratégies puissantes, des méthodes avancées et de nouvelles façons de penser et d'agir, afin d'accroître la capacité à atteindre des objectifs personnels et professionnels et d'élever les performances à des niveaux exceptionnels. Je l'ai nommé **Le Protocole Zeloni Magelli**, et année après année, il est en train de devenir la référence en Europe en matière de renforcement mental. Mais ce qui me gratifie le plus, ce n'est pas seulement la reconnaissance de certains collègues et formateurs, mais surtout les témoignages de gratitude que je reçois quotidiennement de mes élèves.

Revenons à ta mémoire : si tu te considères comme quelqu'un qui n'a pas une bonne mémoire ou qui est tête en l'air, ne t'inquiète pas de devoir changer en surface les croyances qui découlent de cette image de toi-même. En attaquant directement la cause profonde – c'est-à-dire ton identité – tu désactiveras toute une série de croyances associées. C'est à la fois une bonne et une mauvaise chose.

La bonne nouvelle, c'est que tu n'as pas besoin d'analyser ton esprit en profondeur pour identifier chaque croyance limitante qui y réside. Il te suffit de te concentrer sur une seule chose : tu peux développer une mémoire extraordinaire.

La mauvaise nouvelle, c'est que si tu es profondément convaincu que la mémoire n'est pas une compétence, cela peut révéler un problème plus profond en toi. Si cette croyance est fortement ancrée, il faudra du temps pour la déraciner, et tu auras besoin de patience, de répétition et d'un engagement émotionnel fort.

Beaucoup de gens pensent que le talent est indispensable pour réussir. Mais cela est tout simplement faux. Plus que toute autre chose, c'est le travail acharné qui détermine le succès. Dans son livre Mindset, la docteure Carol Dweck explique en détail comment, au final, les personnes talentueuses ne parviennent pas à égaler celles qui travaillent dur (Dweck, 2012).

Le talent détermine des cas marginaux. Par exemple, le phénomène qu'était le footballeur Ronaldo Luís Nazário de Lima : même lorsqu'il s'entraînait peu et n'était pas en grande forme, il faisait toujours la différence. De même, tu pourrais travailler plus dur que n'importe qui au monde, mais en finale masculine du 100 mètres aux Jeux olympiques, il est peu probable que tu sois plus rapide qu'Usain Bolt à son apogée. C'était un monstre génétique, un athlète unique en son genre, doté d'une grande carrure qui lui permettait d'avoir une foulée plus longue et d'une explosivité digne d'un athlète beaucoup plus petit.

Certaines personnes ont simplement plus de chance que d'autres, c'est indéniable. Cependant, cela ne signifie pas que tu ne peux pas courir aux Jeux olympiques. Le travail acharné l'emportera toujours sur quelqu'un qui a du talent mais ne fournit pas autant d'efforts. C'est une vérité évidente lorsque l'on écoute une personne qui a réussi (Dweck, 2012).

Lis attentivement ces mots tirés d'une célèbre publicité. Voici le monologue de Michael Jordan :

« Peut-être est-ce ma faute. Peut-être vous ai-je fait croire que c'était facile, alors que ça ne l'a jamais été.

Peut-être vous ai-je fait croire que mes plus grandes actions commençaient sur la ligne des lancers francs et non dans la salle d'entraînement.

Peut-être vous ai-je fait croire que chaque tir que j'ai tenté était un tir gagnant, que mon jeu était basé sur la vitesse et non sur le travail acharné.

Peut-être ai-je échoué à vous faire comprendre que chacun de mes échecs m'a rendu plus fort et que ma douleur a été ma motivation.

Peut-être vous ai-je laissé croire que le basket était un don de Dieu et non quelque chose pour lequel j'ai lutté chaque jour de ma vie.

Peut-être ai-je détruit ce jeu. Ou peut-être êtes-vous simplement en train de chercher des excuses. »

Réfléchis également à ces mots de Michel-Ange :

« Si les gens savaient à quel point j'ai dû travailler dur pour atteindre un tel niveau de maîtrise, mon art ne semblerait pas aussi merveilleux. »

La raison pour laquelle je mentionne tout cela est de te convaincre que la mémoire est une compétence qui peut être apprise et qu'il n'existe pas de talent inné pour se souvenir des choses. Bien sûr, certaines personnes peuvent avoir un léger avantage naturel dans ce domaine, mais cela n'a aucune importance. À moins d'avoir subi une lésion cérébrale significative, cette différence est négligeable. Avec du travail, toi aussi tu peux développer d'excellentes capacités de mémorisation.

Ainsi, tu peux comprendre à quel point l'esprit subconscient joue un rôle essentiel dans ta capacité à croire en ton aptitude à te souvenir des choses. En d'autres termes, il est la fondation de ton palais, tandis que tes capacités de mémorisation ne sont qu'une pièce à l'intérieur, parmi tant d'autres.

Assure-toi que tes fondations sont solides, et tout le reste s'alignera naturellement.

Alors, comment peux-tu entraîner et renforcer ton subconscient ?

Entraîner le Subconscient

L'entraînement du subconscient repose sur l'application des principes d'apprentissage que nous avons abordés dans le premier chapitre : émotions, répétition et intention. Il y a aussi la notion de focus, mais ces trois éléments ensemble déterminent ton niveau de concentration et garantissent qu'il soit maintenu tout au long du processus.

Il existe une variété de méthodes, allant de l'hypnose aux affirmations, pour entraîner ton subconscient. Ici, je vais partager avec toi quelques techniques puissantes et efficaces.

Méditation

Cette première technique est probablement la plus efficace. La méditation existe depuis toujours et, depuis l'Antiquité, elle est considérée comme le meilleur exercice pour le cerveau. C'est une pratique ancestrale et universelle, essentielle pour améliorer ses performances à tous les niveaux, tant mentaux que physiques.

Aujourd'hui, de nombreuses études ont confirmé que ce processus intérieur rééquilibre les capacités du cerveau à différents niveaux, procurant ainsi une sensation de bien-être et d'équilibre profond.

La méditation ne se contente pas de renforcer l'esprit, elle l'apaise radicalement. Ta capacité à classer les informations par ordre d'importance s'améliorera considérablement (Hanson et Mendius, 2009).

En réalité, la méditation modifie littéralement ton cerveau. En la pratiquant régulièrement, tu reconnecteras tes réseaux neuronaux, car ce que tu fais concrètement, c'est modifier tes schémas de pensée.

Il existe de nombreuses formes de méditation, allant de l'observation de la respiration à l'augmentation de la température interne du corps (Foreman, 2015).

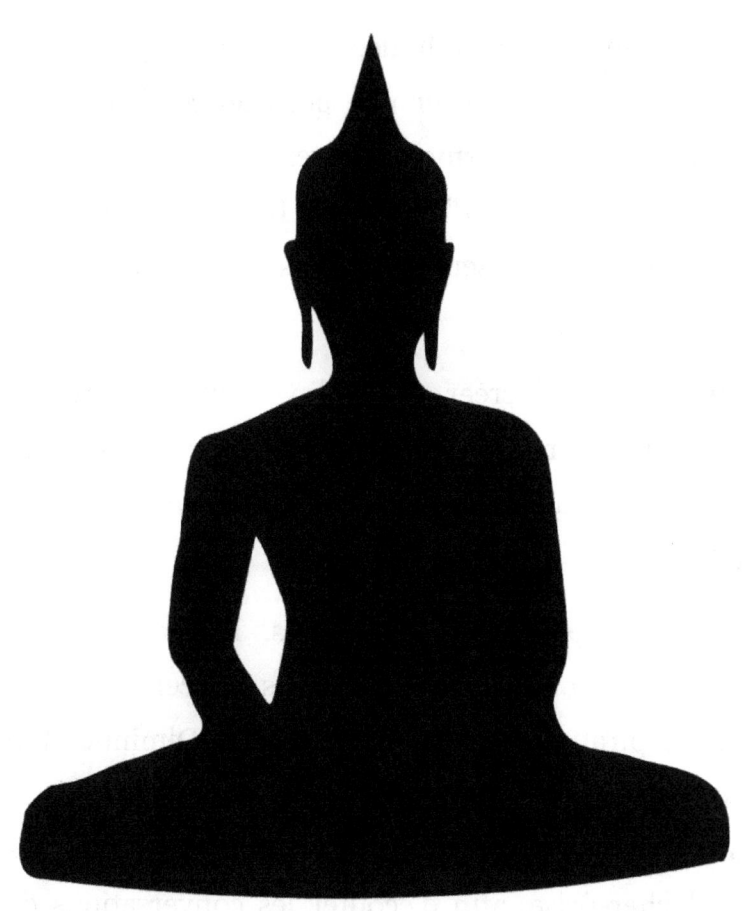

Il existe de nombreuses formes de méditation, allant de l'observation de la respiration à l'augmentation de la température interne du corps (Foreman, 2015).

Il n'est pas nécessaire de devenir moine pour méditer. L'approche idéale est progressive. Si tu découvres ce domaine pour la première fois, cela peut te sembler compliqué, mais ce n'est pas le cas. Commence par trouver une position confortable et naturelle, qui te permette d'atteindre un bon niveau de relaxation et d'abandon. Il n'existe pas de position parfaite, seulement celle qui est juste pour toi !

Tu peux aussi créer un jardin mental, un refuge intérieur où retrouver paix et sérénité absolue, un état de relaxation profonde qui t'aidera à augmenter ton énergie.

Ne pense pas à ce que tu fais. Ferme les yeux, détends tes bras, relâche ton corps, concentre-toi sur ta respiration et laisse-toi aller. Diminue ton contrôle mental, ralentis tous tes processus, en alternant des phases de concentration et des phases de lâcher-prise, afin d'écouter les conversations de ton silence.

Tu remarqueras que tes pensées entrent et sortent librement de ton esprit, et tu éprouveras une agréable sensation de calme et d'harmonie. Tu te sentiras profondément détendu.

Méditer rééquilibre et harmonise le fonctionnement de ton cerveau et de ton humeur, notamment grâce à la dopamine et à la sérotonine. Cela t'aide à te calmer efficacement, à te focaliser sur tes priorités et à utiliser ton cerveau de manière optimale. La méditation te permet également de lâcher prise, d'abandonner tout ce qui t'alourdit, te ralentit ou fait obstacle à ton véritable être.

Bien entendu, ceci n'est qu'une brève introduction à la méditation. Une fois que tu auras pratiqué les bases, tu devras choisir une méthode spécifique et t'y consacrer.

Les pratiques les plus répandues sont Samatha et Vipassana. Bien que leurs objectifs diffèrent et que leurs techniques varient, aucune des deux ne présente un avantage décisif sur l'autre. L'important est d'en choisir une et de commencer à l'apprendre, de préférence avec un enseignant qualifié.

La première technique renforce ta concentration, mais cela ne signifie pas que Vipassana la fragiliserait ou ne la développerait pas. Ne te soucie donc pas trop de leurs objectifs spécifiques.

Commence par l'une d'elles, mais par la suite, essaie d'explorer plusieurs disciplines pour enrichir et consolider ta croissance mentale et personnelle.

Il existe également des formes religieuses de méditation et, si tu te sens à l'aise avec celles-ci, n'hésite pas à les pratiquer. Encore une fois, l'essentiel est d'entraîner et de maîtriser ton esprit, afin de reconfigurer tes croyances.

Tu l'auras compris, cela va bien au-delà de la simple amélioration de la mémoire.

Visualisation

J'ai déjà mentionné les immenses avantages de la visualisation précédemment. Notre cerveau ne fait pas la différence entre les pensées imaginées et les expériences réelles. Alors, pourquoi ne pas utiliser cela à ton avantage pour modifier tes croyances ?

Pourquoi ne pas te visualiser en train de captiver les gens avec tes incroyables capacités mnésiques ? Imagine-toi te souvenant du nom de chaque personne que tu rencontres, même après ne les avoir vues qu'une seule fois, et être capable de les reconnaître des années plus tard. Ton image de toi-même joue un rôle clé dans ce processus, tout comme tes émotions.

L'effet des émotions est désormais facile à comprendre. En concentrant ton attention sur l'importance et les bénéfices de ces compétences mnésiques, tu donnes à ton cerveau un puissant levier pour intégrer ces images dans ta mémoire à long terme et ainsi renforcer ton image de toi-même. Cependant, cette image de toi ne changera pas si facilement.

Si tes visualisations sont trop ambitieuses dès le départ, il y a fort à parier que cette petite voix dans ta tête te dira : « C'est du grand n'importe quoi ! » Elle essaiera de te convaincre que toutes ces histoires de visualisation ne sont que des absurdités spirituelles et que tu es très bien comme tu es. Après tout, n'es-tu pas déjà à l'aise dans ta vie actuelle ? Alors pourquoi vouloir changer ?

Ce phénomène est en réalité ton esprit qui se raccroche à ses anciennes connexions neuronales.

La solution à cela est d'y aller progressivement, en procédant par petites étapes. Ne commence pas en te voyant éblouir une foule avec ta mémoire phénoménale. À la place, imagine-toi réussir tes tâches quotidiennes et constater des améliorations progressives. Il n'a pas besoin d'être spectaculaire : un simple progrès, même minime, suffit.

C'est une image crédible de toi-même, et c'est ainsi que tu peux modifier tes pensées. En augmentant progressivement la portée de tes exploits dans tes images mentales et en les accompagnant d'émotions positives fortes, tu finiras par changer tes croyances sur toi-même.

Tu dois comprendre que la première capacité pour créer quoi que ce soit est l'imagination. En effet, les personnes qui réalisent des succès extraordinaires possèdent un grand talent de visualisation. Elles ont la capacité de créer des images exaltantes d'elles-mêmes et de leur avenir.

Il a été démontré que si tu es incapable d'imaginer un certain scénario futur dans ton esprit, il te sera alors très difficile de le concrétiser réellement. Si tu y réfléchis bien, toutes les grandes réussites, inventions et innovations de l'histoire ont d'abord vu le jour dans l'esprit de quelqu'un. Elles ont pris naissance dans une image mentale avant de devenir réalité.

Par exemple, les grands génies du passé avaient cette capacité à penser en grand. Ils concevaient leurs inventions dans leur esprit avant de les matérialiser. Ils ont réussi à transformer en réalité ce qui, pour beaucoup, n'était que des rêves impossibles, simplement parce qu'ils les avaient imaginés en premier.

Réfléchis-y : tout ce que tu as accompli dans ta vie, tu l'as d'abord réalisé dans ton esprit. Tout est pensé avant d'être créé. On élabore un projet avant de construire, on conçoit une image avant d'agir pour la transformer en réalité.

C'est l'un des secrets des plus grands hommes et femmes à succès. Devenir la personne que tu imagines être. Apprendre à utiliser l'imagination pour visualiser ton futur et savoir manipuler ces images mentales te permet de devenir l'architecte de ton destin.

Lis attentivement, plusieurs fois, ces mots de Jack Nicklaus, considéré par beaucoup comme l'un des plus grands golfeurs de tous les temps :

> *« Je ne frappe jamais une balle, même à l'entraînement, sans avoir en tête une image très nette et précise. C'est comme un film en couleur. D'abord, je 'vois' la balle là où je veux qu'elle atterrisse, belle et blanche, posée sur l'herbe verte éclatante.*
>
> *Puis la scène change rapidement et je 'vois' la balle s'envoler vers cet endroit : son parcours, sa trajectoire, sa forme, et même la façon dont elle réagit en touchant le sol. Ensuite, il y a une sorte de fondu, et la scène suivante, c'est moi en train d'effectuer le swing qui transformera ces images en réalité. »*

Je ne veux pas te faire croire que la visualisation seule suffit pour faire advenir les choses et obtenir les changements que tu souhaites dans ta vie. Il est nécessaire de travailler dur sur soi-même — souviens-toi des mots de Michel-Ange et Michael Jordan. Mais la visualisation est essentielle pour atteindre nos objectifs.

Élimine tes images mentales d'échec et remplace-les par des images mentales de réussite. Cela changera ton état d'esprit et te permettra d'affronter tes défis différemment. Ta clarté mentale sera transformée, ce qui te donnera accès à de nouvelles ressources. Tu adopteras des comportements différents et tu atteindras tes objectifs de manière plus efficace.

Affirmations

Les affirmations ne sont que des expressions permettant de parler de soi de manière positive. Malheureusement, pour beaucoup, elles sont nécessaires, car ils ont tendance à s'adonner à un dialogue intérieur extrêmement négatif. Une grande partie de cela provient de leur subconscient et de leur inconscient. Une mauvaise image de soi engendre de nombreux discours nuisibles et aboutit à une existence misérable.

Les affirmations, qu'elles soient positives ou négatives, sont donc une fonction de l'image que l'on a de soi. C'est pourquoi beaucoup d'entre elles ne fonctionnent pas pour certaines personnes. Il ne suffit pas simplement de se répéter un certain nombre de messages positifs. Si l'image que tu as de toi-même te semble fausse, tu la rejetteras intérieurement, tout comme tu rejetterais des images grandioses (Hanson et Mendius, 2009).

Ainsi, lorsqu'il s'agit de parler de soi de manière positive, il est nécessaire d'adopter l'approche des « petites bouchées » en y ajoutant un autre élément essentiel. Tes déclarations doivent être formulées au présent et écrites comme si elles étaient déjà réalisées. De la même manière que tes images mentales persuadent ton cerveau que tout ce que tu visualises est en train de se produire ou s'est déjà produit, écrire les choses au présent aide à convaincre ton cerveau que ton objectif est réel.

Assure-toi donc d'adapter progressivement tes affirmations. Comment déterminer par où commencer ? C'est ici que la méditation est d'une grande aide. Elle te permettra de prendre conscience avec acuité des pensées qui traversent ton esprit. Si, en récitant tes affirmations, tu ressens une forme de rejet négatif, que cela te semble faux ou absurde, il te faudra en atténuer l'intensité.

Dans certains cas, et cela peut être assez décourageant, il peut même être nécessaire de les ramener à zéro. Autrement dit, tes déclarations consisteront d'abord à célébrer l'absence d'un élément négatif plutôt que la présence d'un élément positif. Et c'est parfaitement acceptable. Comme pour les cartes mentales, ce processus est personnel, alors ne t'en inquiète pas.

La combinaison de ces trois techniques te permettra d'obtenir des résultats considérables en matière de transformation de tes croyances et d'optimisation de ton cerveau pour améliorer tes capacités de mémorisation.

Cela demandera du travail et de la patience, mais avec de la discipline et du temps, tu observeras de véritables changements dans ta capacité à accomplir n'importe quelle tâche souhaitée. Le subconscient est extrêmement puissant, et la bonne nouvelle, c'est qu'il peut être parfaitement maîtrisé. Il n'a pas la capacité de rejeter ce que tu lui donnes ; c'est pourquoi il est essentiel de ne l'alimenter qu'avec des images mentales et des affirmations positives.

Cela conclut notre exploration sur la manière dont tu peux exploiter le pouvoir de ton subconscient pour améliorer la santé générale de ton cerveau et stimuler tes facultés créatives. Beaucoup de ces processus nécessiteront du temps, mais tu seras étonné de voir à quelle vitesse les choses commenceront à fonctionner avec une pratique régulière. La clé de tout cela, comme toujours, réside dans la répétition.

Si tu cherches un véritable soutien pour renforcer ton esprit et atteindre tes objectifs, souviens-toi du Protocole Zeloni Magelli. Je renforcerai ton mental, dans les plus brefs délais.

Une meilleure mémoire, un meilleur toi

Nous voici donc arrivés à la fin. Tout au long de ce parcours, tu as découvert des faits biologiques et des techniques pratiques, ainsi que certaines méthodes inattendues qui amélioreront non seulement tes capacités mnésiques, mais aussi la santé générale de ton cerveau. En complément des techniques, exercices et jeux détaillés dans les deux autres livres de cette série, tu devrais désormais avoir une vision complète de la manière dont la mémoire, l'apprentissage et les processus biologiques du cerveau sont interconnectés.

Souviens-toi toujours des clés de l'apprentissage : la concentration, la répétition, l'intentionnalité et l'émotion. La concentration découle de l'application des trois autres. Bien que tu puisses pratiquer des exercices de focalisation en tant que tels, le meilleur moyen de développer ta concentration est de la laisser émerger naturellement. En d'autres termes, si ce que tu fais t'intéresse, tu te concentreras automatiquement.

Ce sont les choses qui ne t'intéressent pas qui rendent ta concentration difficile. Une autre raison pour laquelle certaines personnes ont du mal à se focaliser sur ce qu'elles aiment faire est que leur cerveau est fatigué et a besoin de repos. Beaucoup ont tendance à prendre leur bien-être et leur santé mentale moins au sérieux qu'ils ne le devraient, et c'est bien dommage.

Selon moi, c'est précisément là qu'intervient l'intentionnalité. J'ai déjà suffisamment parlé de l'émotion et de la répétition – cette dernière étant assez évidente – mais l'intentionnalité est un concept plus subtil. On pourrait raisonnablement penser qu'elle devrait être classée sous la concentration. Pourtant, dans ce contexte, l'intentionnalité se réfère à tes objectifs de vie et à la définition de tes priorités.

Quelle est l'intention qui sous-tend les nombreuses activités que tu choisis d'entreprendre ? Probablement, tu vas travailler chaque jour et supportes la charge de stress qui en découle. Mais quelle est ton intention derrière tout cela ? En es-tu au moins conscient ? Peut-être as-tu débuté ton travail avec des intentions précises en tête, mais sont-elles toujours valables aujourd'hui ?

Ce sont des questions essentielles, car de nombreuses personnes finissent par confondre la fin et les moyens. Elles souhaitent s'épanouir à travers leur travail, améliorer leur santé, avoir plus de temps libre, gagner davantage d'argent et entretenir de meilleures relations. Pourtant, par un paradoxe cruel, la plupart se retrouvent sans temps, sans argent, sous une pression intense et souvent dans la solitude.

Prends un instant pour réfléchir. Ce que tu fais actuellement te rapproche-t-il ou t'éloigne-t-il de tes objectifs ? Ce sont des questions cruciales qu'il est nécessaire d'évaluer afin de justifier les risques pris. Chaque action que tu entreprends impose une charge cognitive à ton cerveau et peut générer du stress si elle ne correspond pas à ce que tu aimes faire. Si ce stress est lié à une raison valable, il est justifié. Mais accumuler du stress sans raison valable est une recette infaillible pour une vie misérable. En d'autres termes, tu seras trop épuisé pour entreprendre quoi que ce soit d'autre, car ces activités exigent une énergie considérable.

Par exemple, élever un enfant est sans doute l'une des expériences les plus stressantes de la vie. Pourtant, presque tous les parents s'accordent à dire que ce stress en vaut la peine. Peut-on en dire autant du travail ? Peu probable. Tu vois, les facteurs liés au mode de vie vont bien au-delà de ce que tu fais à l'instant présent. Il faut aussi considérer ce que tu feras dans le futur.

N'oublie pas que ton cerveau se détériorera avec le temps et qu'il ne rajeunira pas ni ne deviendra miraculeusement plus sain si tu ne fais rien. Comme mentionné précédemment, tout ce dont j'ai parlé dans ces trois livres contribue à préserver et améliorer la santé de ton cerveau. Au final, aucun de nous ne peut lutter contre le temps. Bien qu'il existe de nombreuses compétences que l'on peut développer jusqu'à 70 ans, et que dans de nombreux domaines, l'expérience permette de s'améliorer avec l'âge, il est essentiel d'agir dès maintenant.

Il est donc primordial de donner la priorité à la santé et au bien-être du cerveau, et de considérer le stress ainsi que la négativité (qui génère beaucoup de stress indésirable à travers la peur) comme des ennemis mortels. Il est essentiel d'utiliser autant d'outils que possible pour favoriser la santé globale, y compris celle du cerveau. Fais en sorte que ton intention soit d'entreprendre des actions qui soient les plus bienveillantes envers toi-même et dont la récompense soit supérieure au stress que tu es prêt à supporter pour les mener à bien.

Ne te méprends pas sur cette phrase. Je ne te dis pas de vivre une vie sans risques, sinon il n'y aurait aucune croissance. Affronter de nouveaux défis est bénéfique pour le cerveau, et derrière les grandes épreuves se cachent de grandes récompenses.

Tout ce que je t'ai transmis jusqu'à présent servira cet objectif et bien plus encore. Mais il existe encore deux autres moyens de renforcer l'apprentissage et de mieux assimiler les informations : l'utilisation de la musique et de l'écriture. La musique peut susciter plus d'émotions que presque tout le reste dans ce monde.

On parle beaucoup du type de musique qui serait le plus bénéfique pour le cerveau humain, et nombre de ces discussions reposent sur les théories des ondes cérébrales. Il est dit que la musique classique baroque stimule les ondes alpha du cerveau, favorisant ainsi l'apprentissage et l'expansion des réseaux neuronaux. Cependant, comme pour de nombreuses techniques d'amélioration de la mémoire basées sur les ondes cérébrales, les recherches crédibles sur ces théories sont quasi inexistantes (Ball, 2011).

Aujourd'hui, de nombreux types de musique sont commercialisés sous l'étiquette « aides à la relaxation ». Cependant, les affirmations selon lesquelles la musique peut induire un état de relaxation psychologique et physique sont rarement validées sur une base empirique (Lee-Harris et al., 2018).

Par exemple, on parle souvent de musique méditative ou de battements binauraux, mais ces sons sont-ils plus efficaces que la musique classique ? Cela dépend. La musique méditative et les battements binauraux peuvent contribuer efficacement à la relaxation, mais leur effet varie en fonction de l'âge (Lee-Harris et al., 2018).

Ce que j'essaie de te dire, c'est qu'aucune étude scientifique ne prouve qu'un type de musique est objectivement meilleur qu'un autre. Plutôt que de te soucier du style musical idéal, pourquoi ne pas simplement te concentrer sur l'émotion que la musique suscite en toi ?

Nous écoutons différents types de musique pour différentes raisons. Parfois, nous écoutons certains morceaux lorsque nous nous sentons déprimés et avons besoin d'un coup de boost ; d'autres fois, nous choisissons un répertoire particulier lorsque nous sommes heureux et souhaitons célébrer notre joie. Et puis, il y a ces mélodies qui nous bercent pour nous endormir le soir.

Au lieu de focaliser ton attention sur le genre musical, concentre-toi sur l'émotion qu'il génère en toi. Certes, les morceaux qui te réconfortent lorsque tu es triste peuvent sembler être un bon choix, mais à long terme, ce type d'écoute ne fait que renforcer l'idée que les choses vont mal.

Si tu constates que tu écoutes de la musique de cette manière la plupart du temps, le problème ne vient pas de la musique elle-même : c'est simplement un symptôme indiquant que quelque chose doit être rééquilibré dans ta vie.

Le meilleur type de musique à écouter est celui qui t'aide à ressentir de la joie et à être de bonne humeur. Tu remarqueras d'ailleurs que ce type de musique est généralement écouté par les personnes qui sont déjà dans un état d'esprit positif.

Ainsi, l'objectif ici n'est pas d'utiliser la musique de manière « magique », mais simplement de faire l'effort conscient de se sentir bien le plus souvent possible.

Se sentir bien ne signifie pas rejeter les émotions de tristesse ou d'anxiété. Ces émotions se manifestent naturellement, et ce pour une bonne raison, alors ne commets pas l'erreur de les invalider.

Cependant, efforce-toi d'améliorer progressivement les choses. Si tu es triste, ne cherche pas à refouler cette tristesse ni à prétendre une joie artificielle. Au lieu de cela, vise à atténuer la tristesse, à la rendre moins pesante, puis remonte progressivement l'échelle émotionnelle jusqu'à atteindre un état de neutralité, avant d'atteindre la joie. Des « petites bouchées », tu te souviens ?

Tu peux également utiliser la musique comme un outil d'aide à la mémoire, comme expliqué dans les livres précédents de cette série, en tant que dispositif mnémotechnique. Cependant, souviens-toi d'exploiter le pouvoir transformateur de la musique à ton avantage.

L'écriture est un autre excellent outil. Pense à l'écriture comme à un exutoire pour tes émotions négatives et déverse-les simplement sur le papier. Ne te censure pas et ne freine pas le flux de tes pensées une fois que tu as commencé à écrire. Cependant, tout comme avec la musique, si tu te rends compte que tu utilises l'écriture de cette manière la plupart du temps, cela signifie qu'il y a un déséquilibre à corriger et que ton intentionnalité n'est pas orientée vers une vie épanouie et bienveillante envers toi-même.

La mémoire est d'une importance capitale. Sans la capacité de mémoriser nos expériences, nos émotions, les personnes, les mots et les chiffres, nous serions incapables de penser. Se souvenir est un art que chacun peut apprendre. Tout le monde peut développer sa propre mémoire individuelle.

Le cerveau humain est une machine extrêmement puissante, et il reste encore tant de choses à découvrir à son sujet. Ce que nous savons, c'est qu'il est bien plus puissant que ce que nous imaginons, et nous devons cesser de saboter ses efforts en l'accablant de nos préoccupations quotidiennes et futiles.

Ainsi, la voie à suivre et l'intention à adopter sont claires : sois bienveillant envers toi-même. Fais de ton bien-être une priorité. Tout le reste suivra, y compris une super mémoire.

UPGRADE YOUR MIND -> zelonimagelli.com

UPGRADE YOUR BUSINESS -> zeloni.eu

EDOARDO ZELONI MAGELLI

MÉMOIRE
PHOTOGRAPHIQUE

Techniques de Mémoire de Base et
Avancées pour Améliorer votre Mémoire
-
Techniques Mnémoniques et Stratégies
pour Améliorer la Mémorisation

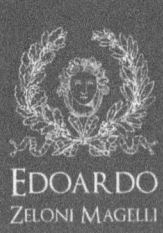

EDOARDO
ZELONI MAGELLI

EDOARDO ZELONI MAGELLI

ENTRAÎNEMENT DE LA MÉMOIRE

Jeux de Mémoire et Entraînement Cérébral pour Améliorer la Mémoire et Prévenir les Pertes de Mémoire
-
Entraînement Mental pour la Concentration et les Fonctions Cognitive

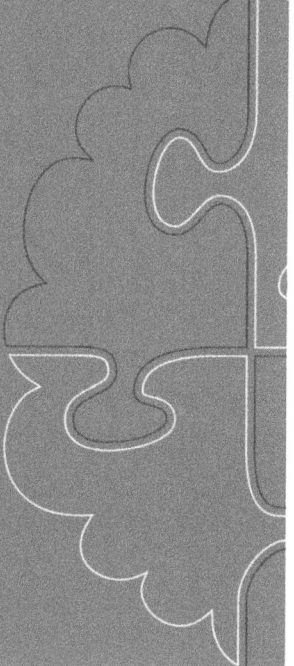

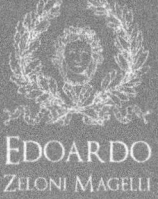

EDOARDO
ZELONI MAGELLI

Riferimenti bibliografici

Adegbuyi, F. (2019). *Deep Work: The Complete Guide (including a step-by-step checklist)*. [online] Ambition & Balance. Retrieved July 7, 2019, from https://doist.com/blog/complete-guide-to-deep-work/

Alharbi, Mudi H. and Lamport, Daniel J. and Dodd, Georgina F. and Saunders, Caroline and Harkness, Laura and Butler, Laurie T. and Spencer, Jeremy P. E. (2016). Flavonoid-rich orange juice is associated with acute improvements in cognitive function in healthy middle-aged males. *European Journal of Nutrition*, 55 (6). pp. 2021-2029. ISSN 1436-6215

American Addiction Centers. (2019). *Depression, Anger, and Addiction: The Role of Emotions in Recovery and Treatment*. Retrieved July 7, 2019, from https://americanaddictioncenters.org/co-occurring-disorders/emotions-in-recovery-and-treatment

Ball, P. (2011). *The music instinct*. London: Vintage Books.

Bryant, J. (2016) *An Investment In Knowledge Pays The Best Interest.* Retrieved April 14, 2020, from https://selfmadesuccess.com/about-justin-bryant/

Buzan, T., Buzan, B. (1996). *The mind map book*. New York: Plume.

Debono M, Ghobadi C, Rostami-Hodjegan A, Huatan H, Campbell MJ, Newell-Price J, Darzy K, Merke DP, Arlt W, & Ross RJ (2009). Modified-release hydrocortisone to provide circadian cortisol profiles. *The Journal of clinical endocrinology and metabolism,* 94 (5), 1548-54.

Dweck, C. (2012). *Mindset*. [Kennett Square, PA]: Soundview Executive Book Summaries.

Farnam Street. (2019). *The Buffett Formula: Going to Bed Smarter Than When You Woke Up*. Retrieved July 7, 2019, from https://fs.blog/2013/05/the-buffett-formula/

Foreman, C. (2015). *Revealing the Secrets of Tibetan Inner Fire Meditation* Retrieved July 7, 2019, from https://www.thewayofmeditation.com.au/revealing-the-secrets-of-tibetan-inner-fire-meditation

Grant, A. (2016). *Originals*. 1st ed. [S.l.]: Penguin Publishing Group.

Hanson, R. and Mendius, R. (2009). *Buddha's brain*. Oakland, CA: New Harbinger Publications.

Human-memory.net. (2019). *Memory Encoding - Memory Processes - The Human Memory*. Retrieved July 7, 2019, from http://www.human-memory.net/processes_encoding.html

Ifc.unam.mx. (2019). *A Brief Introduction to the Brain: Themes*. Retrieved July 7, 2019, from http://www.ifc.unam.mx/Brain/segunda.htm

Ifc.unam.mx. (2019). *A Brief Introduction to the Brain: Neural Nets*. Retrieved July 7, 2019, from http://www.ifc.unam.mx/Brain/nenet.htm

Jennings, K. (2017). *11 Best Foods to Boost Your Brain and Memory*. Healthline. Retrieved July 7, 2019, from https://www.healthline.com/nutrition/11-brain-foods#section1

Kubala, J. (2019). *6 Ways Added Sugar Is Fattening*. Healthline. Retrieved July 7, 2019, from https://www.healthline.com/nutrition/does-sugar-make-you-fat

Lee-Harris, G. Timmers, R. Humberstone, N. Blackburn, D. (2008) Music for Relaxation: A Comparison Across Two Age Groups. *Journal of Music Therapy*, Volume 55, Issue 4, Winter 2018, Pages 439–462.

Lucarelli, G. (2015) *La verità, vi prego, su emisfero destro, emisfero sinistro e creatività.* Retrieved July 7, 2019, from http://www.giovannilucarelli.it/wordpress/2015/06/verita-emisfero-destro-emisfero-sinistro/

Musial, C., Kuban-Jankowska, A., Gorska-Ponikowska, M. (2020). Beneficial Properties of Green Tea Catechins. *International Journal of Molecular Sciences* 21(5):1744

March 2020.

Newport, C. (2016). *Deep work*. 1st ed. Little Brown book Group.

Newsonen, S. (2014). *Why Do You Find It so Hard to Not Multitask?*. Psychology Today. Retrieved July 7, 2019, from https://www.psychologytoday.com/intl/blog/the-path-passionate-happiness/201405/why-do-you-find-it-so-hard-not-multitask

Novella, S. (2017). *Brain Wave Pseudoscience*. [online] Sciencebasedmedicine.org. Retrieved July 7, 2019, from https://sciencebasedmedicine.org/brain-wave-pseudoscience/

TalentSmart. (2019). *Emotional Intelligence (EQ) | The Premier Provider - Tests, Training, Certification, and Coaching*. TalentSmart. Retrieved July 7, 2019, from https://www.talentsmart.com/articles/Multitasking-Damages-Your-Brain-and-Your-Career,-New-Studies-Suggest-2102500909-p-1.html

Wax, D. (2019). *Writing and Remembering: Why We Remember What We Write*. Lifehack. Retrieved July 7, 2019, from: https://www.lifehack.org/articles/featured/writing-and-remembering-why-we-remember-what-we-write.html

Xiaochen Lin, Isabel Zhang, Alina Li, JoAnn E Manson, Howard D Sesso, Lu Wang, Simin Liu (2016). Cocoa

Flavanol Intake and Biomarkers for Cardiometabolic Health: A Systematic Review and Meta-Analysis of Randomized Controlled Trials. *The Journal of Nutrition,* Volume 146, Issue 11, November 2016, Pages 2325–2333.

Zamora-Ros R, Forouhi NG, Sharp SJ, González CA, Buijsse B, Guevara M, van der Schouw YT, Amiano P, Boeing H, Bredsdorff L, Clavel-Chapelon F, Fagherazzi G, Feskens EJ, Franks PW, Grioni S, Katzke V, Key TJ, Khaw KT, Kühn T, Masala G, Mattiello A, Molina-Montes E, Nilsson PM, Overvad K, Perquier F, Quirós JR, Romieu I, Sacerdote C, Scalbert A, Schulze M, Slimani N, Spijkerman AM, Tjonneland A, Tormo MJ, Tumino R, van der A DL, Langenberg C, Riboli E, Wareham NJ. (2013). *The association between dietary flavonoid and lignan intakes and incident type 2 diabetes in European populations: the EPIC-InterAct study. Diabetes Care. 2013 Dec;36(12):3961-70. doi: 10.2337/dc13-0877. Epub 2013 Oct 15.*

www.ingramcontent.com/pod-product-compliance
Lightning Source LLC
Chambersburg PA
CBHW051540020426
42333CB00016B/2024